rüffer & rub

DA UND DOCH SO FERN

Pauline Boss

Vom liebevollen Umgang mit Demenzkranken

Irene Bopp-Kistler,
Marianne Pletscher (Hg.)

Aus dem Amerikanischen von
Theda Krohm-Linke

Der Verlag, die Autorin und die Herausgeberinnen bedanken sich
für die großzügige Unterstützung durch die

**stiftung sonnweid
hilft bei demenz**

Titel der Originalausgabe: "Loving Someone Who Has Dementia:
How to Find Hope While Coping with Stress and Grief"

All Rights Reserved. This translation published under license with the
original publisher John Wiley & Sons, Inc.
Copyright © 2011 by Pauline Boss. All rights reserved.

Aus dem Amerikanischen von Theda Krohm-Linke

Bildnachweis:
Umschlag: © plainpicture/Jakob Börner
S:230 Porträt Pauline Boss: Stephan Kistler
S:230 Porträt Irene Bopp-Kistler: Roland Brändli
S:231 Porträt Marianne Pletscher: Felix Ghezzi

Es wurde versucht, im Buch möglichst immer eine geschlechtsneutrale
Bezeichnung für Berufs- und Personengruppen zu verwenden.
Bei Stellen, wo nur die männliche Bezeichnung benutzt wurde,
geschieht dies nur, um den Lesefluss nicht zu sehr zu beeinträchtigen.
Selbstverständlich sind damit auch die Frauen angesprochen.

Zweite Auflage Frühjahr 2015
Alle Rechte vorbehalten
Copyright © 2014 by rüffer & rub Sachbuchverlag, Zürich
info@ruefferundrub.ch | www.ruefferundrub.ch

Druck und Bindung: CPI – Ebner & Spiegel, Ulm
Papier: Schleipen Werkdruck, bläulichweiß, 80g/m², 1.75

ISBN 978-3-907625-74-3

Inhalt

Träume dürfen nicht aufgegeben werden –   9
Irene Bopp-Kistler, Marianne Pletscher (Hg.)

Vorwort – Pauline Boss   19
Einleitung   23

1 Der uneindeutige Verlust bei Demenz: 32
   Die Koexistenz von Abwesenheit und Anwesenheit
2 Die Folgen von Verlust und Trauer   52
3 Stress, Bewältigung und Resilienz   66
4 Der Mythos vom Abschließen   84
5 Die Wahlfamilie   98
6 Familienrituale, Feiern und Zusammenkünfte   116
7 Sieben Richtlinien für die Reise   132
8 »Köstliche« Uneindeutigkeit   160
9 Die »genügend gute« Beziehung   178

Schlussfolgerung   193
Über die Zusammenarbeit mit   199
professionellen Fachkräften

Anhang
   Weiterführende Informationen auf Empfehlung   205
   der Herausgeberinnen
   Dank   207
   Die Stiftung Sonnweid   209
   Anmerkungen   211
   Biografien   230

Gewidmet betreuenden Angehörigen, die mich zu diesem Buch angeregt haben, und für Elsbeth Elmer-Hammerli, die demenzkrank war, und die ich geliebt habe.

Träume dürfen nicht aufgegeben werden

Im Frühling des Jahres 2013 stand sie vor uns, jung geblieben, begeisternd: die engagierte amerikanische Familientherapeutin Pauline Boss. Uns alle, Professionelle wie Angehörige gleichermaßen, hatte sie innert kürzester Zeit für sich eingenommen, als sie uns die Gedanken ihres Buches »Loving Someone who has Dementia«, das es damals nur auf Englisch gab, näherbrachte. Ein Buch wie sie selbst, voller Herzlichkeit, Empathie und didaktisch überzeugend. Die Amerikanerin mit Schweizer Wurzeln verbindet seit ihrer Geburt in New Glarus vieles mit der Schweiz, deshalb kam sie der Einladung der Memory-Klinik des Waidspitals in Zürich gerne nach. Diese Memory-Klinik stellt seit Langem nebst den betroffenen Demenzerkrankten die Angehörigen stark in den Mittelpunkt des therapeutischen Settings. Genau das ist auch das Anliegen von Pauline Boss: die Stärkung der Angehörigen. Eine kontinuierliche individuelle Beratung und Begleitung der Angehörigen sind wichtiger als jeder andere therapeutische Ansatz. Patienten sind das »Spiegelbild« der Angehörigen. Wenn die Angehörigen nicht überfordert sind, nicht argumentativ, sondern verstehend mit den demenzerkrankten Personen umgehen, fühlen sich die Betroffenen sicher, und es entstehen weniger Verhaltensstörungen.

Eloquent führte Pauline Boss einen Tag lang durch einen Workshop für Professionelle; am folgenden Tag fand eine öffentliche Veranstaltung statt. Die Angehörigen fühlten sich verstanden und waren begeistert. Eigenschaften von Teflon müsse man haben, die Demenz und das oft unverständliche Verhalten des Kranken dürfe man nicht zu nahe an sich heranlassen; diese Symbolik hilft. Pauline Boss versteht es, vor einem großen Publikum wie in ihrem Buch, die Probleme in einer einfachen, verständlichen Sprache auf den Punkt zu bringen, nicht lehrmeisterlich, sondern als Partnerin, die sich in die Angehörigen einfühlen kann. Genau das wünschen sich die Angehörigen: Sie wollen Partnerin oder Partner im therapeutischen Prozess sein und nicht, wie das oft passiert, als Depressive abgestempelt werden. Sie wollen Menschen sein, die nicht nur auf Angehörige eines Demenzerkrankten reduziert, sondern als Persönlichkeiten mit eigenen Bedürfnissen, Visionen und Träumen angesehen werden. Und genau diese Träume dürfen nicht aufgegeben werden, sie müssen geträumt, wenn auch vielleicht aufgeschoben werden. Die Angehörigen haben unsere Hochachtung verdient, weil sie in der Betreuung der Demenzerkrankten eine Professionalität und Kreativität entwickeln, vor der man sich verneigen sollte. Genau das macht Pauline Boss.

Pauline Boss hat den Begriff des »ambiguous loss« in der Psychotherapie geprägt. Es ist ein Begriff, der fast nicht ins Deutsche übersetzt werden kann. Ein uneindeutiger Verlust, ein nicht einzuordnender Verlust, ein unklarer Verlust, ein Verlust, der schleichend beginnt und kein eindeutiges Ende hat. Es ging zunächst um ihre Arbeit mit Angehörigen von Verschollenen, die nie aufgefunden wurden, bei denen man nicht weiß, ob sie wirklich tot sind, und von denen man nie Abschied nehmen konnte. Während ihrer therapeutischen Arbeit wurde ihr bewusst, dass sich dieser Begriff auch sehr gut auf Menschen anwenden lässt, die körperlich zwar noch da, aber psychisch-geistig abwesend sind. Also Menschen mit allen Formen von Hirnverletzungen und Hirnerkrankungen.

Jeder Mensch macht in seinem Leben Erfahrung mit Verlusterlebnissen, die einen kommen ganz plötzlich, andere zeigen sich schleichend. Auch das Älterwerden bedeutet, langsam Abschied zu nehmen von Geliebtem: Beziehungen ändern sich, der Körper wird schwächer, das Tempo langsamer. Wichtig ist, dass man mit Verlusterlebnissen bewusst umgeht und dass diese zu einem Teil der eigenen Biografie und des Lebens werden.

Die Demenzerkrankung einer geliebten Angehörigen oder eines Angehörigen stellt besonders große Herausforderungen an alle Beteiligten. Man könnte hier fast von einem Prototyp eines uneindeutigen, unklaren Verlustes sprechen. Das Abschiednehmen von der Persönlichkeit, der gewohnten Kommunikation, der Streitkultur, des gegenseitigen einfühlenden Mitdenkens und Mittragens ist mit Schmerz erfüllt, denn die an Demenz erkrankte Person ist noch hier, aber ein Teil von ihr ist verschwunden, entschwindet jeden Tag ein Stück mehr. Noch viel schwerwiegender ist die Tatsache, dass die Umwelt diesen Teil der Demenz kaum wahrnimmt. Angehörige fühlen sich einsam, hilflos, unsicher, nicht verstanden. Oft kommt es zu Konfliktsituationen, weil die gewohnte Kommunikation mit dem Demenzerkrankten nicht mehr möglich ist. Dies führt zu Eskalation und Verletzungen, und es kommt zu Missverständnissen mit Freunden und weiteren Bezugspersonen, weil häufig Unkenntnis wie Unverständnis die Situation bestimmen.

Pauline Boss setzt genau an diesem Punkt an. »Da und doch so fern« ist ein Buch der Liebe. Es geht um Beziehungen und um das Abschiednehmen, um eine neue Sinnfindung im Leben trotz Demenz der Partnerin oder des Partners, der Eltern, eines geliebten Menschen. Es gibt inzwischen unzählige Bücher über die medizinischen Aspekte einer Demenz, das Thema Beziehung geht jedoch meist vergessen. Und genau mit dieser Beziehungsfrage werden die Angehörigen von morgens früh bis abends spät konfrontiert. »Sie/Er ist da und doch so fern.«

Viele Angehörige entwickeln in der Begleitung einer demenzerkrankten Person Qualitäten, von denen sie zuvor gar nichts wussten. Dennoch ist es wichtig, dass gleichzeitig Trauer zugelassen werden kann. Und auch diese Trauer findet keinen klaren Abschluss. Immer wieder weist Pauline Boss darauf hin, dass Trauer nicht gleichzusetzen ist mit Depression. Oft wird dies vom Umfeld wie von Professionellen nicht verstanden. Angehörige werden oft als psychisch Kranke abgestempelt, als depressiv; dies verletzt und verunsichert zusätzlich. In Gesprächen mit Angehörigen von Demenzerkrankten wird dies immer wieder zu einem Thema. Sinn und Hoffnung zu finden, das ist möglich, selbst in einer so herausfordernden Situation wie in der Begleitung einer geliebten demenzerkrankten Bezugsperson. Doch es braucht Strategien, damit dies möglich ist. In unserer langjährigen Arbeit als Ärztin und Regisseurin haben wir viele Angehörige erlebt, die dies trotz tiefer Trauer und Verzweiflung geschafft haben. In gemeinsamen Projekten (die Dokumentarfilme »Glück im Vergessen?« und »Behütet ins gemeinsame Boot«) wurde uns bewusst, wie stark und gleichzeitig zerbrechlich Angehörige sind. Das Thema Demenz hat uns beide sehr nahe zusammengebracht, obwohl wir von ganz verschiedenen Seiten die Demenzerkrankten und ihre Angehörigen wahrnehmen. Das letzte gemeinsame Projekt »Sinn und Hoffnung finden« ist ein Lehrvideo, das anlässlich der Öffentlichkeitsveranstaltung mit Pauline Boss entstanden ist. Es hat uns nochmals vertieft vor Augen geführt, was der uneindeutige Verlust für die Angehörigen bedeutet. Zudem wurde uns klar, wie wichtig es ist, dieses Thema offen anzusprechen, damit die Angehörigen besser loslassen und sich von allfälligen Schuldgefühlen befreien können.

Pauline Boss hat in ihrem Buch Leitlinien für betreuende Angehörige entwickelt, die schweren Situationen ausgesetzt sind. Sie betont, dass die Auseinandersetzung mit diesen Leitlinien die Resilienz (die Fähigkeit, Krisen durch Rückgriff auf persönliche und sozial vermittelte Ressourcen zu meistern und als Anlass für Entwicklungen zu nutzen) erhöhen und Stress besser vermieden werden kann. Denn Stress, so sagt sie, führt unweigerlich zu Krankheit, wovon betreuende Angehörige besonders betroffen sind, sie sterben oft sogar vor den geliebten Menschen, die sie betreuen.

Sowohl in Westeuropa wie auch in den USA dominiert eine Kultur, in der Kontrolle über das Leben und die Zukunft hohe Priorität besitzt. Die Demenzerkrankung bringt die Kontrollmöglichkeiten ins Wanken, jeder Tag bringt Unerwartetes, nicht richtig Einzuordnendes. Die Angehörigen sind immer neu gefordert. Umso wichtiger ist es, dass sie Oasen finden, in denen sie Ordnung in ihre Gedanken bringen können. Pauline Boss zeigt Beispiele auf, wie dies getan werden kann.

Ambiguous loss. Ein unklarer, uneindeutiger Verlust ist immer auch mit ambivalenten Gefühlen verbunden. Die Autorin zeigt, dass diese ganz normal sind und wie mit diesen gemischten Gefühlen umgegangen werden kann.

Das ist der Schlüssel zu einem neuen Verständnis den Angehörigen gegenüber: »Es ist normal, dass im Umgang mit einer demenzerkrankten Person Wut- und Schuldgefühle auftauchen, oft gleichzeitig mit Liebesgefühlen. Es ist auch normal, dass manch eine/einer denkt: ›Wenn es doch nur endlich vorbei wäre.‹ Es ist normal zu wünschen, dass eine geliebte Person nicht länger leiden muss. Wenn uns die negativen Gefühle jedoch zu stark überkommen, ist es Zeit, im Gespräch Hilfe zu suchen. Die kranken Personen dürfen nicht darunter leiden, dürfen nicht vernachlässigt oder misshandelt werden.«

In diesem Zusammenhang taucht auch die Frage auf, ob neue Freundschaften oder gar Partnerschaften zu Lebzeiten der kranken Person geknüpft werden dürfen. Dieser Themenkreis wird oft tabuisiert, was auch die Erfahrung in der Memory-Klinik bestätigt. Wichtig ist ein nicht wertender, wertschätzender Umgang mit diesen Fragen, wobei jeder für sich ganz persönlich die Antwort finden muss, gleichzeitig aber auch von den professionell Beratenden in jeder Beziehung unterstützt werden sollte. Pauline Boss meint dazu: »Die Antwort ist JA, solange die geliebte Partnerin, der geliebte Partner nicht darunter leidet. Ganz wichtig ist, dass sich die/der betreuende Angehörige Hilfe sucht, die über die eigene Familie hinausgeht. Oft findet man außerhalb der Familie mehr Verständnis.« Pauline Boss spricht dann von einer Wahlfamilie.

Es gibt keine perfekten Beziehungen – schon gar nicht in Familien, die von Demenz betroffen sind. Perfektion kann nicht das Ziel sein, sondern eine »genügend gute«-Beziehung, wie es Pauline Boss formuliert. Diese Aussage entlastet, denn ein unklarer Verlust bei Demenz führt automatisch zu Beziehungsproblemen. Die Angehörigen vermissen die frühere Beziehung, im Gegenteil zu den erkrankten Partnern, die sich mehrheitlich nicht mehr erinnern können, woraus eine unterschiedliche Wahrnehmung entsteht, die ihrerseits irritierend und verletzend sein kann.

Eine Angehörige meinte dazu nach dem Vortrag von Pauline Boss: »Was ich immer noch vermisse ist eine Umarmung, ein liebes Wort. Ich fühle mich nicht mehr als Frau. Ich funktioniere, aber die Weiblichkeit ist eigentlich nicht mehr vorhanden.« Eine Zweite: »Ja, ich hätte Bedürfnisse. Einfach auch nach Zärtlichkeit oder nach jemandem, der einen mal in den Arm nimmt und sagt: Du machst das gut. Die Person, die du so geliebt hast und mit der du auch die Sexualität gelebt hast, die gibt es allerdings gar nicht mehr.« Eine Dritte: »Was für mich wichtig war zu hören, ist, dass ich zu mir gut schauen muss, dass ich kein schlechtes Gewissen habe, keine Schuldzuweisungen annehmen muss.«

Genau diese Themen sind es, die Pauline Boss in ihrem Buch anspricht und die die Angehörigen im Gespräch mit Ärztinnen, Ärzten und Betreuern oft vermissen: Sie müssen keine Schuldgefühle haben, sie können gar nicht alles richtig machen. Boss ermuntert die Partner trotz der herausfordernden Situation, nie aufzuhören, Zukunftsträume zu haben. Wer aufhört zu hoffen und zu träumen, hört auf zu leben. Immer wieder spricht sie auch von Achtsamkeit dem Leben gegenüber. Diese Achtsamkeit haben insbesondere auch die Angehörigen besonders nötig.

Das Buch »Da und doch so fern« ist ein Buch, das zum Hoffnungsträger für viele werden könnte. Es zeigt Probleme klar auf, ohne zu beschönigen. Und es macht Mut: Nur wenn Unausgesprochenes ausgesprochen wird, können Probleme und Gefühle richtig eingeordnet werden. Das hilft, die Phasen der Begleitung eines geliebten Demenzerkrankten besser zu meistern und vielleicht sogar eine neue Sinnfindung darin zu sehen. Das Buch ist aber auch für Professionelle gedacht, damit sie sich besser in die Angehörigen wie auch in die Demenzerkrankten einfühlen können.

»Einen geliebten Angehörigen zu pflegen muss weder zu Krankheit noch zu Depression oder Isolierung führen. Es kann zu emotionalem Wachstum führen und Ihnen eine Kraft geben, die Sie nie zuvor kannten. Das ist die Quelle Ihrer Hoffnung«, lautet das Schlusswort von Pauline Boss an der Veranstaltung in Zürich. Eine Angehörige meinte: »Ich bin mir wohl bewusst, dass es immer wieder ein Loslassen, ein Abschiednehmen, ein kleines Sterben ist. Dieser Trauerprozess geht über längere Zeit, und ein Ende ist nicht absehbar.«

»Wenn du nur ein paar ganz gute Momente, vielleicht sogar wunderbare Momente findest mit deiner Partnerin oder deinem Partner, dann bist du nicht mehr gefangen von all dem Schrecken«, so Pauline Boss. Und diese guten Momente, die gibt es, sie sind sehr berührend, es sind Geschenke, die die Angehörigen mit sich tragen, auch wenn der uneindeutige Verlust zu einem eindeutigen geworden ist: »Dein Strahlen wird uns immer begleiten«, so die Abschiedsworte in der Todesanzeige einer Frau, die ihren demenzerkrankten Partner über Jahre begleitet hat. Wir kannten beide, haben die Trauer und Verzweiflung der betreuenden Partnerin über Jahre miterlebt. Wir haben aber auch ihre wachsende Stärke gespürt und werden dieses Strahlen und die Momente tiefer Emotionalität fest in unseren Herzen bewahren.

Irene Bopp-Kistler, Marianne Pletscher (Hg.)
Zürich, Ende Juni 2014

Vorwort

Ich wollte schon immer ein Buch für Familien schreiben, war aber viel zu beschäftigt damit, für Akademiker und Fachleute zu publizieren. Seit ich pensioniert bin, habe ich dazu die Möglichkeiten. Und dann fand ich eines Tages diese Nachricht auf meinem Anrufbeantworter vor:

»Ich rufe an, um einen Termin mit Ihnen zu machen. Ich möchte Ihnen vor allem eine Frage stellen.« (Lange Pause und dann mit erschöpfter, trauriger Stimme) »Wie kümmert man sich als betreuende Angehörige um sich selbst? Es ist sooo schwer ... für den anderen zu sorgen ...« (Pause) »Na ja, wahrscheinlich ist das die grundlegende Frage überhaupt.«

Viele von uns haben weder die Zeit noch die Energie für eine Therapie. Deshalb schreibe ich dieses Buch für die Millionen von Menschen, die sich alle dieselbe Frage stellen: »Die Anforderungen an betreuende Angehörige sind so hoch. Wie kann ich mich da noch um mich selber kümmern?«

Forscher haben herausgefunden, dass Pflege und Betreuung eines Angehörigen die Gesundheit gefährden könnten. Es macht Sinn, dass in einer zunehmend alternden Gesellschaft diese Tatsache ein öffentliches Gesundheitsthema wird. Wir alle müssen Menschen, die einen Angehörigen pflegen, mehr unterstützen – ein weiterer Grund für mich, dieses Buch zu schreiben, denn es soll Ihnen helfen, Sinn und Hoffnung in Ihrer Beziehung zu einem demenzkranken Angehörigen zu finden. Sie sollen

Stress und Trauer nicht nur aushalten, sondern sogar gestärkt daraus hervorgehen.

In diesem Buch geht es vor allem um eine neue Sichtweise oder Theorie, wie Stress verringert werden kann, wenn ein Angehöriger da ist, ohne wirklich da zu sein. Anfang der 1970er-Jahre belegte ich während meines Doktorandenstudiums an der University of Wisconsin-Madison das Fach Familientherapie bei Carl Whitaker. Mir fiel auf, dass die Väter in Familien mit Problemkindern im psychologischen Sinn häufig abwesend waren. Sie waren da, aber nicht wirklich da. Wie es Väter zu jener Zeit häufig taten, erklärten sie, die Kinder seien Sache der Frau, sie müssten schließlich arbeiten. Whitaker war damit natürlich nicht einverstanden. Ich auch nicht.

Relativ schnell erkannte ich, dass jedes Familienmitglied, nicht nur ein Vater, seelisch-geistig abwesend, aber physisch durchaus präsent sein konnte. In einem Soziologie-Seminar, ebenfalls an der University of Wisconsin-Madison, begann ich, die Theorie des uneindeutigen, unklaren Verlusts zu entwickeln. 1975 machte ich den Begriff zum Thema meiner Doktorarbeit, in der es hauptsächlich um die Familien von Piloten ging, die nach dem Vietnamkrieg als vermisst gemeldet waren. Das war ein uneindeutiger Verlust im physischen Sinn.

In den 1980er-Jahren, als Professorin an der University of Minnesota, ging ich der Theorie des uneindeutigen Verlusts erneut nach; dieses Mal setzte ich mich mit Familien auseinander, die Angehörige mit Alzheimerdemenz pflegten. Das war ein uneindeutiger Verlust im seelisch-geistigen Sinn. Seitdem habe ich, sowohl in Studien als auch in der klinischen Arbeit, untersucht, wie es sich auf die Beziehung auswirkt, wenn jemand seelisch-geistig abwesend ist – wenn eine Person, die Sie lieben, zwar physisch präsent ist, aber seelisch-geistig trotzdem nicht anwesend.

Neben meiner Lehr- und Forschungstätigkeit und der klinischen Arbeit habe ich sowohl Fachpersonen unterrichtet, die sich mit dem seelisch-geistigen Verlust der Demenz beschäftigen, als auch engagierte Laien, die mit den Familien physisch vermisster Menschen arbeiten (in New York nach 9/11, im Kosovo, an der Küste nach dem Hurrikan Katrina und in Miami nach dem Erdbeben auf Haiti). Ich mache das bis heute.

In der Forschung arbeitet heute schon die zweite Generation von Wissenschaftlern. Manche von ihnen haben bei mir an der University of Minnesota studiert, andere kommen aus der ganzen Welt, um die Auswirkungen von uneindeutigem, unklarem Verlust in anderen Kulturen zu untersuchen.[1] Ich freue mich sehr darüber.

Im Winter 2009 habe ich begonnen, dieses Buch zu schreiben. Ich war immer schon der Ansicht, dass Menschen wesentlich besser mit einem Problem umgehen können, wenn sie es verstehen.

Ein Jahr ist vergangen, und wieder fällt Schnee. Er schafft eine willkommene Atmosphäre der Stille in der stressreichen Zeit für alle diejenigen, die sich jetzt um einen demenzerkrankten Angehörigen kümmern müssen. Vielleicht erweisen sich die Ideen, die Sie in diesem Buch finden, als hilfreich auf Ihrer Suche nach Sinn und Hoffnung.

Pauline Boss
Saint Paul, Minnesota, Dezember 2010

Einleitung

Hier ist das Problem: 2011 gab es 5,4 Millionen US-Amerikaner, die an Alzheimer erkrankt waren, in Deutschland waren es 2013 über 1,4 Millionen, in Österreich und der Schweiz je über 100 000 Personen, weltweit sollen es inzwischen gar über 44 Millionen sein.[1] Die Zahl steigt noch, wenn man andere Krankheiten und Faktoren hinzufügt, die irreversible Demenzerkrankungen verursachen können. Alle neunundsechzig Sekunden entwickelt jemand in den USA heutzutage Alzheimer,[2] bis 2050 alle dreiunddreißig Sekunden.[3] Anders ausgedrückt: Nur wenige Familien werden von Alzheimer oder anderen Demenzerkrankungen verschont bleiben.

Frauen erkranken häufiger an Demenz als Männer, in erster Linie, weil sie meistens länger leben.[4] Auch ethnische Merkmale, Herkunft und Wohnort beeinflussen eine Neigung zur Demenz.[5] Eine Tatsache jedoch bleibt konstant: Je mehr Menschen an Alzheimer erkranken, desto mehr betreuende und pflegende Angehörige werden gebraucht. Was sagen uns die Wissenschaftler darüber?

2010 gab es 14,9 Millionen unbezahlte betreuende und pflegende Angehörige in den Vereinigten Staaten.[6] Es wird niemanden überraschen, dass 60 Prozent davon Frauen waren – Ehefrauen, Töchter, Schwiegertöchter, Enkelinnen und Freundinnen.[7] Erstaunlich ist eher, dass die typische betreuende Bezugsperson relativ jung ist. Laut einem Bericht der Alzheimer's Association aus dem Jahr 2011 sind 67 Prozent der Pflegekräfte zwischen fünfunddreißig und vierundsechzig Jahre alt. Zehn Prozent sind unter fünfunddreißig und 23 Prozent sind fünfundsechzig oder älter.[8] Hauptsächlich pflegen Ehefrauen und

Töchter Demenzkranke; sie berichten auch von den negativsten Auswirkungen auf ihr eigenes Wohlergehen.[9]

Viele betreuende Angehörige befinden sich in einer sogenannten Sandwich-Generation – sie haben gleichzeitig kleine Kinder und alte Eltern zu versorgen. Von allen Seiten wird an ihnen gezerrt, und sie wissen oft nicht, um wen sie sich zuerst kümmern sollen. Eine äußerst stressreiche Situation, die Auslöser für viele Erkrankungen sein kann.

~

Wenn jemand, den Sie lieben, demenzkrank ist, so kann dieses Buch für Sie eine psychologische Reise zu Sinn und Hoffnung sein. Es soll Ihnen helfen zu verstehen, warum Demenz so verwirrend und stressauslösend sein kann, und Anregungen bieten, wie Sie mit der Situation umgehen und Resilienz, d.h. innere Stärke, entwickeln können. Meine Mitteilung an Sie soll sein, dass Sie auch in einer so ungleichen, nicht mehr perfekten Beziehung Ihre Menschlichkeit vertiefen können.

Ich möchte vor allem das Augenmerk auf die vielfach gestellte Frage richten, ob und wie eine Sinnfindung in dieser einzigartigen Verlustsituation im Rahmen einer Demenzerkrankung überhaupt möglich ist – ein Verlust, den ich als *uneindeutigen* bezeichne. Die Demenz könnte als Prototyp eines uneindeutigen Verlustes bezeichnet werden. Es ist besonders schwierig, einen Sinn darin zu sehen, weil ein geliebter Mensch gleichzeitig da und doch so fern ist. Die Beziehung, die Sie einmal zu ihm gehabt haben, hat sich grundlegend gewandelt. Es fühlt sich so an, als ob eine fremde Person zu Hause wäre.

Nichts ist klar oder endgültig, Sie befinden sich in einer Warteschleife, ohne die Möglichkeit zu trauern oder einen Sinn darin zu sehen. Aufgrund der Inkongruenz von Abwesenheit und Dasein ist der uneindeutige Verlust die am meisten stressauslösende Form eines Verlusterlebnisses. Klienten haben mir gesagt, selbst ein Todesfall in der Familie sei weniger schmerzlich.

Dieses Buch richtet sich an jeden, der sich um einen an Demenz erkrankten Menschen kümmert und diesen betreut oder pflegt. Es richtet sich an Sie, wenn Sie sich, wo immer Sie sich befinden, um einen demenzkranken Angehörigen kümmern. Es richtet sich an Sie, wenn Sie Traurigkeit und Angst erfahren, weil Sie jemanden mit Demenz betreuen. Es richtet sich jedoch auch an Freunde, Verwandte, Geistliche und medizinische Fachkräfte, die mehr darüber wissen wollen, was der uneindeutige Verlust für einen Angehörigen bedeutet und wie sie damit umgehen können.

In einer alternden Gesellschaft sind wir *alle* von dem Problem betroffen, und zwar besonders dann, wenn wir selber jemanden betreuen oder selber Betreuung brauchen. Und solange Demenz nicht geheilt werden kann, bleibt sie ein globales Gesundheitsproblem des 21. Jahrhunderts.

Wir alle kennen vermutlich jemanden, der an Demenz erkrankt ist oder der jemanden mit einer Demenz betreut. Doch selbst wenn Menschen ganz in unserer Nähe davon betroffen sind, wenden sich viele Leute ab und weigern sich zur Kenntnis zu nehmen, wie häufig diese Tatsache inzwischen vorkommt. Wenn wir den betreuenden Angehörigen keine Aufmerksamkeit schenken, marginalisieren und isolieren wir sie, obwohl sie so viel dazu beitragen, dass Demenzpatienten so lange wie möglich zu Hause bleiben können.

Bis vor Kurzem war es durchaus üblich, dass eine Person dazu auserkoren wurde, alle Arbeit zu machen, während der Rest der Familie und der Gemeinschaft so weiterlebte wie bisher. Wahrscheinlich waren die meisten einfach erleichtert, dass sie keinen »sechsunddreißig-Stunden-Tag« leisten mussten.[10] Aber mittlerweile ist es für uns alle zwingend erforderlich, die Arbeit der betreuenden Angehörigen – in Ihrer Straße, in Ihrer Gemeinde, in Ihrer Familie – anzuerkennen, zu würdigen und ihnen direkt zu helfen. Einfach ausgedrückt: Allein ist die Arbeit nicht zu bewältigen, man braucht ein ganzes Dorf dazu.

Oft ist die emotionale und körperliche Gesundheit betreuender Angehöriger vor allem deshalb so gefährdet, weil sie so isoliert sind. Im Gegensatz zur Demenzerkankung kann dieses Problem behoben werden. Wir müssen die Erfahrungen der Angehörigen unbedingt besser einbeziehen. Betreuung zu Hause besteht aus einer Armee von Angehörigen und Freunden, die ohne Bezahlung den größten Teil der Betreuung abdecken. Sie ersparen unserer Regierung (und den Steuerzahlern) Millionen, indem sie die Zeitspanne verringern, die Demenzerkrankte in Pflegeheimen verbringen. Politiker, führende Personen von Gemeinden, Nachbarn, Freunde und Verwandte sollten diese Arbeit anerkennen und den betreuenden Angehörigen hilfreich zur Seite stehen, damit sie nicht sozial isoliert werden. Schließlich können wir nur im Austausch mit anderen Menschen gesund bleiben.

Was ich mit »Demenz« meine
Demenz, sei sie durch eine Krankheit oder ein Trauma hervorgerufen, ist eine Störung der Gehirnleistung, die zum Verlust der Erinnerung, der Denk- und Urteilsfähigkeit führt. Nach und nach wird selbst bei den einfachsten Alltagsaufgaben – Anziehen, Essen, Toilettenbesuch – Hilfe benötigt. Die Demenz selbst ist keine einheitliche Erkrankung, sondern eher eine Gruppe von Symptomen, die auf diversen Erkrankungen oder Störungen beruhen. Am bekanntesten ist die Alzheimer-Krankheit, auf der über die Hälfte aller Fälle von Demenz beruhen.[11] Demenz verändert die Persönlichkeit, beeinflusst Stimmungen und Verhalten und belastet so bestehende Beziehungen. Daher ist Demenz wesentlich mehr als eine physiologische Erkrankung. Wir können sie eher als einen Zustand bezeichnen, der sehr stark diejenigen betreuenden Angehörigen beeinflusst, die sich um Demenzerkrankte kümmern. Relevant für dieses Buch ist vor allem der Faktor der Unheilbarkeit, der den tiefsten, am längsten anhaltenden uneindeutigen Verlust und Stress für die pflegenden Angehörigen bedeutet.

Mittlerweile kennen wir etwa fünfzig Ursachen für Demenz. Manche sind behandelbar, andere nicht. In diesem Buch beschränke ich mich auf die Formen, die bis jetzt noch nicht zu behandeln sind – unter anderem Alzheimer, vaskulare Demenz (Durchblutungsstörungen), Lewy-Körperchen-Demenz, Demenz im Frontallappen, Morbus Huntington, Parkinson, AIDS-Demenz-Komplex, Creutzfeld-Jacob Krankheit (die auch Rinder-Wahnsinn genannt wird).[12] Die Belastbarkeit wird bei Demenz vor allem deshalb auf die Probe gestellt, weil die Krankheit über Jahre hinweg andauert, ohne zu einem Abschluss zu kommen. Wie lebt man mit einem geliebten Menschen, der seelisch-geistig weg, aber physisch immer noch anwesend ist? Wie lebt man in diesem Schattenland?

Gestatten Sie mir noch eine Bemerkung zum Schädel-Hirn-Trauma, was auch zu Demenz führen kann. Ich habe lange überlegt, letztlich aber beschlossen, auf den uneindeutigen Verlust bei Vorliegen eines Schädel-Hirn-Traumas in diesem Buch nicht einzugehen, obwohl es eine der häufigsten Verletzungen aus den Kriegen im Mittleren Osten ist. Warum? Ein Schädel-Hirn-Trauma führt nicht immer zu einer Demenz, und jüngere Patienten und ihre Partner oder Eltern unterscheiden sich in ihrer Dynamik und ihren Entwicklungsphasen im Leben von älteren Patienten und ihren Familien. Da ich mit den Familien junger Soldaten, die im Irak oder in Afghanistan verwundet wurden, gearbeitet habe, sehe ich sie mit anderen Augen. Diese Familien befinden sich nicht in der letzten Hälfte des Lebens, sondern sie versuchen, sich trotz der schrecklichen Wunden an Körper und Geist ein gemeinsames Leben aufzubauen. Zwar gibt es durchaus Gemeinsamkeiten, aber ihre Geschichte verdient ein eigenes Buch.

Zwar ist Demenz in jedem Stadium eine schwierige Erfahrung, aber besonders stressig ist es für diejenigen, die ihr Schicksal selber in die Hand nehmen wollen. Wenn man daran gewöhnt ist, alles unter Kontrolle zu haben, fühlt man sich angesichts von Demenz besonders hilflos. Doch es gibt einen Weg, besser damit zurechtzukommen. Zwar können wir die Demenz nicht kontrollieren, aber es liegt trotzdem in unserer Hand, wie wir die Situation wahrnehmen und mit ihr umgehen. Und genau hier liegt die Hoffnung für die betreuende Person.

Die Generation der nach dem Zweiten Weltkrieg Geborenen ist daran gewöhnt, für alle Probleme eine Lösung zu finden. Auch ich bin so sozialisiert, dass ich glaube, alles lösen zu können, wenn ich mich nur genug anstrenge.

Natürlich habe auch ich mit Gefühlen der Hilflosigkeit zu kämpfen gehabt, wenn geliebte Angehörige von Krankheiten befallen wurden, für die es keine Heilung gab – die Demenz meiner Großmutter, die Kinderlähmung meines kleinen Bruders und der Krebs meiner Schwester. Heute gibt es Schluckimpfung gegen Polio, und die Behandlungsmethoden bei Krebs sind besser geworden, aber immer noch stehen wir Problemen gegenüber, für die es keine Lösung gibt. Demenz gehört dazu. Diese Art von Verlust kann einen sehr hilflos machen, und statt Ihnen einen weiteren Pflege-Ratgeber anzubieten (es gibt schon viele gute), möchte ich Ihnen einen neuen Blickwinkel auf Ihre Situation eröffnen, damit Sie besser damit umgehen können – und sich auf dieser Reise, in der Sie mit der Demenz konfrontiert werden, stärker fühlen.

Dieses Buch ist als Hilfe für Ihre Selbstreflexion, aber auch als Diskussionsgrundlage gedacht. Ich spreche darin nicht über die Krankheiten und Störungen, die Demenz verursachen, und ich erörtere auch keine medizinischen Details der Demenz, sondern ich beschränke mich auf die Herausforderungen, denen Sie *in Ihrer Beziehung* gegenüberstehen, wenn jemand, den Sie lieben, an Demenz erkrankt ist. Nachstehend finden Sie eine kurze Zusammenfassung der Kapitel, sodass Sie am besten entscheiden können, worauf Sie sich konzentrieren möchten.

Kapitel 1, Der uneindeutige Verlust bei Demenz, erklärt den Begriff des »ambiguous loss«, des uneindeutigen, unklaren Verlustes, was er mit Ihnen zu tun hat und warum er Depressionen und Angst verursachen kann.

Kapitel 2, Die Folgen von Verlust und Trauer, erläutert, dass uneindeutiger Verlust eine ebenso uneindeutige Trauer auslöst. Das bedeutet für Sie, dass Sie damit rechnen müssen, eine sogenannte komplizierte Trauer zu empfinden. Es ist nicht Ihre Schuld. Sie wird durch den uneindeutigen Verlust verursacht – in diesem Fall durch die Demenz, die eine bestimmte Art zu trauern auslöst.

Kapitel 3, Stress, Bewältigung und Resilienz, hilft Ihnen, Ihre spezifischen Stress-Themen zu identifizieren. Wenn Sie das Problem erst einmal kennen, dann können Sie lernen, auf Ihre ganz individuelle Weise damit umzugehen.

Kapitel 4, Der Mythos vom Abschließen, verdeutlicht, warum es falsch ist, sich bei Demenz abzuschotten, und was Sie von den Menschen lernen können, die die Uneindeutigkeit eher annehmen, als sie zu bekämpfen. Man kann auch lernen, mit der Ungewissheit zu leben.

Kapitel 5, Die Wahlfamilie, möchte Ihnen die Vorstellung nahebringen, dass Sie möglicherweise zusätzlich zu Ihrer biologischen Familie eine Seelenfamilie haben. Diese »psychologische Familie«, d. h. Wahlfamilie, kann sehr tröstlich sein, wenn Sie sich alleine und isoliert fühlen und wenn alles zu viel für Sie wird.

Kapitel 6, Familienrituale, Feiern und Zusammenkünfte, zeigt Wege auf, wie Sie mit anderen in Verbindung bleiben können, auch wenn Sie jemanden betreuen. Menschliche Kontakte sind wichtig für Ihr Wohlergehen, und Rituale sind ein Weg, um solche Kontakte regelmäßig zu pflegen.

Kapitel 7, Sieben Richtlinien für die Reise, ist der Kern des Buches. Darin finden Sie Wegbeschreibungen für Ihre lange, mühsame Reise mit der Demenz. Ich benutze absichtlich den Ausdruck Richtlinien und nicht Tipps oder Regeln, weil ich möchte, dass diese Ideen den unterschiedlichsten Familien und Pflegepersonen nützen.

Kapitel 8, »Köstliche« Uneindeutigkeit, zeigt die positive Seite der Ambiguität bei Demenz. Wenn Sie in der Lage sind, auch die guten Seiten sehen zu können, wird der Erkrankung einiges von ihrem Schrecken genommen.

Kapitel 9, Die »genügend gute« Beziehung, weist darauf hin, dass eine »genügend gute« Beziehung auch gut sein kann. Die meisten von uns haben solche Beziehungen schon erlebt, weil der geliebte Mensch nur selten sowohl physisch als auch psychologisch immer anwesend ist. Diese Erfahrung kann Ihnen jetzt in der extremeren Situation bei Demenz helfen.

Obwohl jedes Kapitel eigene Ideen enthält, gibt es Überschneidungen. Der rote Faden, der sich durch das gesamte Buch zieht, ist die Erkenntnis, dass Sie Sinn in Ihrer veränderten Beziehung finden können. Und wenn Ihnen das gelingt, können Sie trotz Stress, den ein uneindeutiger Verlust auslöst, neue Hoffnung und Frieden finden.

1
Der uneindeutige Verlust bei Demenz: Die Koexistenz von Abwesenheit und Anwesenheit

»Die wahre Prüfung einer erstklassigen Intelligenz ist die Fähigkeit, zwei gegensätzliche Ideen im Kopf zu behalten und weiter zu funktionieren.«

F. Scott Fitzgerald, »Der Knacks«[1]

In Beziehungen sind Menschen nur selten komplett anwesend oder abwesend. Verlust und Uneindeutigkeit (Ambiguität) sind daher Kernelemente in der menschlichen Erfahrung. Bei Demenz jedoch verbinden sie sich zu dem, was ich als *uneindeutigen Verlust*[2] bezeichne. Ein uneindeutiger Verlust hat kein Ende, keinen Abschluss. Dieser einzigartige, niederschmetternde Verlust kann physischer oder seelisch-geistiger Art sein, aber so oder so bleibt die Abwesenheit eines Familienmitglieds unklar.

Demenz schafft uneindeutigen Verlust. Die Dualität, dass ein geliebter Mensch anwesend und abwesend zugleich ist, ist verwirrend, und es ist eine gewaltige Herausforderung, die Situation zu verstehen (oder einen Sinn darin zu sehen). Ohne diesen Sinn kann man nur schwer mit der Situation umgehen, ja, noch nicht einmal die Aufgaben des Alltags bewältigen. Uneindeutiger Verlust zerstört die Beziehung, wie Sie sie einmal gekannt haben. Alles, was Sie hatten, bevor der geliebte Mensch demenzkrank wurde, Ihr gemeinsames Leben und Ihr Umgang miteinander sind verschwunden. Bei Demenzerkrankten geht definitiv etwas verloren; Sie als Angehörige spüren es, aber niemand kommt zu Ihnen – nicht wie nach dem Tod eines Angehörigen –, um Ihren Verlust zu würdigen oder Sie zu unterstützen. Die Leute sagen sogar Sätze wie: »Du hast Glück; du hast deinen Partner noch«, oder »Dein

Vater/deine Mutter lebt noch.« Aber Sie wissen, dass das so nicht stimmt.

Medizinische Fachkräfte distanzieren sich vielleicht von Ihnen, weil Sie nicht der Patient, sondern nur die Angehörige sind. Und Sie fühlen sich noch verwirrter und alleingelassen, weil keines der üblichen Rituale zur Trauer auf Ihre Art von Verlust passt. Sie hängen in der Luft, und Ihre Situation wird allzu oft gar nicht von der Allgemeinheit bemerkt. Vielleicht ist es für die Gesellschaft auch nur angenehmer, unbezahlte Angehörige mit Demenzpatienten allein zu lassen. Oder es ist zu beunruhigend für Dritte zu sehen, welche Auswirkungen die Krankheit hat. Aus vielen Gründen kostet es ungeheure Kraft, betreuende Angehörige zu sein.

Da und doch so fern
In meiner therapeutischen Praxis habe ich mit Jenny gearbeitet, die mir berichtete, dass ihr Mann »langsam in eine andere Welt abgleiten würde«. Sie kannte die Diagnose: Demenz aufgrund von Alzheimer, und ihr war auch klar, dass die Reise lange dauern würde – Jahre, vielleicht Jahrzehnte. Aber sie suchte verzweifelt nach Befreiung von ihrer Wut und ihrer Verwirrung. Sie wollte ihren Mann zurück; er war ein erfolgreicher Geschäftsmann, ein liebender Ehemann und Vater gewesen – aber jetzt war er nicht mehr der Mann, den sie kannte. Er war verschwunden, aber immer noch da.

Das Ereignis, das Jenny Hilfe suchen ließ, trat ein, als der Mann, mit dem sie vierzig Jahre verheiratet war, plötzlich Wutausbrüche bekam. Er verhielt sich auf einmal aggressiv ihr gegenüber. Sie sagte, ihr käme es vor, als sei ein Fremder im Haus. Das war nicht die Beziehung, die sie wollte; sie fühlte sich verraten und verlassen. So eine unheimliche Verwandlung verändert nicht nur die Beziehung, sondern auch die Art und Weise, wie wir uns selbst wahrnehmen. Denken Sie einmal über folgende Fragen nach:

Bin ich noch verheiratet, wenn meine Partnerin/mein Partner mich nicht mehr kennt? Ist sie/er immer noch die Mutter/der Vater unserer Kinder, wenn sie/er sie nicht mehr kennt? Bin ich immer noch die Tochter, wenn ich meine Mutter, meinen Vater bemuttere?

Jenny fühlte sich, als ob sie jetzt allein sei und daher von Neuem überlegen müsse, wer sie war. Tieftraurig sagte sie: »Ich habe das Gefühl, zu unbekannten Ufern aufzubrechen.« Sie musste mit ansehen, wie ihr Mann Verstand und Erinnerung verlor, und sie erlebte den Verlust ihrer Beziehung, wie sie vor der Alzheimer-Diagnose gewesen war. Er war zwar körperlich bei ihr, aber seelisch-geistig abwesend. Diese Inkongruenz war verwirrend und schmerzlich. Ich sagte ihr, was sie empfände, sei uneindeutiger Verlust – die schwierigste Art von Verlust, weil es *keine Möglichkeit des Abschlusses* gibt. In dem Moment, in dem sie ihr Problem benennen konnte, zeigte sich eine Strategie, mit der Situation umzugehen. Wir redeten über die Möglichkeiten, die sie hatte. Sie konnte so tun, als ob alles in Ordnung oder als ob er schon weg und aus ihrem Leben verschwunden sei. Sie sagte, Ersteres hätte sie versucht und Letzteres brächte sie nicht fertig. Ich schlug ihr vor, es mit dem Mittelweg zu versuchen.

»Wie sieht dieser aus?«, fragte sie mich.

»Sie können lernen, mit der Uneindeutigkeit, die eine Demenzerkrankung auslöst, zu leben.«

Obwohl es nicht gerade einfach ist, in einer Kultur, die das Eindeutige schätzt, mit Uneindeutigkeit zu leben, beschloss Jenny, sich auf den Kampf einzulassen, nicht zu wissen, was als Nächstes kam oder wie es enden würde.

Aber jetzt verstand sie, dass weder ihr Mann noch sie schuld an der Situation war, sondern einzig und allein die Krankheit. Demenz hat etwas Geheimnisvolles, das eine Beziehung über jegliche Erwartung hinaus verzerren kann.

Da sie jetzt jedoch wusste, dass es nicht ihre Schuld war, konnte sie besser damit umgehen, keine Lösung für das Problem zu finden, sondern mit der fehlenden Lösung und den unbeantworteten Fragen zu leben.

Eine halbe Person lieben

In meiner therapeutischen Praxis sehe ich viele Menschen wie Jenny – Frauen und Männer, die zu mir kommen, weil sie nicht mehr weiterwissen. Es geht nicht nur darum, dass Betreuung zu Hause anstrengend und einsam ist – sie wollen die Situation verstehen, in der sie sich auf einmal befinden, ohne sich selbst dabei zu verlieren.

Der uneindeutige Verlust bei Demenz kann selbst die Gesündesten von uns entkräften. Der ständige Kampf um Sinn in einer sinnlosen Situation schwächt. Sie müssen erkennen, dass das Leben sich dramatisch geändert hat. Ihr Verlust ist groß, aber Sie können nicht auf Mitgefühl hoffen. Niemand trauert mit Ihnen. Sie sind allein mit Ihrer oft falsch verstandenen Trauer – einer chronischen Traurigkeit[3] –, die keinen klar definierten Anfang und kein Ende hat.

Die New Yorker Psychologin Carolyn Feigelson, selbst betroffene Angehörige, stellt die schmerzliche Frage: »Wie ist es möglich, die Hälfte eines Menschen zu verlieren? Die eine Hälfte ist tot, die andere lebt ... Im Gegensatz zum Märchen, das auf einer poetischen Realität beruht, in der nichts den Leser überraschen kann, verletzt diese unheimliche Geschichte das Vertrauen des Beobachters in die Realität.«[4] Und in der Tat leben Angehörige mit uneindeutigem Verlust in einer Realität, auf die sie nicht mehr vertrauen können. Ihr Verlust ist irrational, unlogisch und absurd – und doch ist er real.

Ob nun Demenz aus einer Krankheit oder einem Trauma entsteht, die Herausforderung besteht immer darin, die Uneindeutigkeit und die Verwirrung anzunehmen. Das bedeutet nicht, dass man sich passiv in sie ergeben oder sich mit ihr abfinden sollte. Es bedeutet vielmehr, die eigenen Wahlmöglichkeiten zu erkennen und Entscheidungen zu treffen, wie inmitten von Chaos und Veränderung Kontinuität gefunden werden kann. Es bedeutet, Klarheit in der Unklarheit zu finden.

Selbst in normalen Zeiten sind wir häufig getrennt von denen, die wir lieben. Ich gehe hierhin zur Arbeit, mein Mann dorthin, und unsere Kinder wieder woandershin. Manche arbeiten in unterschiedlichen Regionen, unterschiedlichen Ländern, Freunde sind auf der ganzen Welt verstreut. In unserer mobilen Gesellschaft sind die meisten die meiste Zeit von ihren Angehörigen getrennt. Aber heutige Familien scheinen die Dissonanz zwischen physischer und psychischer Anwesenheit in Kauf zu nehmen. Liegt das daran, dass wir wissen, wir können jederzeit zusammenkommen, wenn wir es möchten? Anders als bei Demenz ist ein solcher Verlust leicht zu beheben, ob mit einem Flugticket oder mit einem Anruf. (Natürlich gibt es auch Hindernisse, die Treffen entgegenstehen, wie zum Beispiel finanzielle Gründe, Krieg oder politische Umstände.)

Wenn wir erst einmal erkannt haben, wie selten Paare und Familien komplett füreinander da sein können, stellen wir fest, dass die meisten von uns schon geübt darin sind, mit der Uneindeutigkeit von Trennung und Distanz umzugehen und sie zu überleben. Diese Erfahrung, auch wenn sie ein wenig anders ist, hilft uns zu lernen, wie man es überlebt, jemanden mit Demenz zu lieben.

Einen Mittelweg finden
Abwesenheit und Anwesenheit koexistieren bei Demenz. Wenn man sich zu sehr um Klarheit bemüht, kann das zu falschen Antworten führen, zum Versuch, die Uneindeutigkeit auszulöschen. Am häufigsten erlebe ich entweder verfrühten Abschied (»Sie ist für mich schon so gut wie tot, deshalb besuche ich sie nicht mehr«) oder die Leugnung, dass alles verloren ist (»Er ist von Natur aus vergesslich, aber er kann doch noch Auto fahren«). Wir müssen bewusst daran arbeiten, die Uneindeutigkeit anzunehmen, um nicht in dieses absolute Denken zu verfallen. Bei uneindeutigem Verlust und der realen Komplexität, der Sie gegenüberstehen, funktioniert das nicht.

Wenn ein geliebter Mensch demenzerkrankt ist, sollten Sie die Toleranz gegenüber dem Stress, der durch die Uneindeutigkeit ausgelöst wird, erhöhen. Insbesondere sollten Sie lernen, zwei gegensätzliche Standpunkte zur gleichen Zeit einzunehmen – meine Mutter ist hier und nicht hier; mein Partner ist nicht mehr die Person, die ich geheiratet habe, aber immer noch jemand, den ich liebe und für den ich sorgen will. Geben Sie den geliebten Menschen nicht auf, wenn er nicht mehr so sein kann, wie er war.

Wie schon F. Scott Fitzgerald gesagt hat, finden Sie eher den Mittelweg, wenn Sie zwei entgegengesetzte Gedanken zugleich gelten lassen. Bei Demenz heißt das, dass es eine bessere Wahl gibt, als die Erkrankung zu leugnen oder so zu tun, als sei die demenzkranke Person bereits tot: Erkennen Sie, dass Abwesenheit und Anwesenheit miteinander koexistieren. Das ist der beste Weg, den uneindeutigen Verlust zu überleben.

Wenn Sie paradoxe Gedanken zulassen, leben Sie mit der Spannung gegensätzlicher Vorstellungen von Abwesenheit und Anwesenheit. Jemand, den wir lieben, ist da und doch so fern. Wenn Heilung nicht möglich ist, besteht unsere einzige Hoffnung darin, uns mit der Uneindeutigkeit und einer keineswegs perfekten Partnerschaft einzurichten. Statt darüber nachzudenken, was normal ist, müssen wir uns mehr auf die Bedeutung unserer Beziehung konzentrieren. Wenn wir die Uneindeutigkeit akzeptieren, werden wir mit der Zeit sogar in uneindeutigem Verlust einen Sinn sehen und wesentlich leichter damit umgehen können.

Ziele anpassen

Letztlich ist es doch nicht Ihr Ziel, die Beziehung zu beenden, sondern, eine psychologische Veränderung oder Wandlung in Ihrem Denken zu vollziehen, die einer Beziehung, die sich durch Demenz drastisch verändert hat, gerecht wird. Das Ziel ist, die Uneindeutigkeit zu akzeptieren.

Ich traf mich weiter mit Jenny, wenn sie Zeit hatte. Zu einem gewissen Zeitpunkt, noch vor dem Tod, so ermutigte ich sie, solle sie sich von ihrem Mann verabschieden. Sie würde wissen, wann dieser Moment gekommen sei. Jenny führte Tagebuch. Auszüge daraus helfen uns zu verstehen, wie schwierig dieser Prozess ist:

Januar, nach der Diagnose
»Das ist eine so einsame Krankheit. Ich bin umgeben von Menschen, aber zutiefst allein. Die Einsamkeit entsteht dadurch, dass ich mit jemandem zusammen bin, der nicht mehr auf mich eingehen kann. Einsamkeit ist etwas anderes als Alleinsein. Momente des Alleinseins habe ich immer genossen … aber die Einsamkeit überwältigt mich. In meinem Leben ist so ein ›leerer Raum‹. Manchmal blicke ich John an, wenn er schläft, und versuche mich zu erinnern, wie unser Leben war.«

Juli, zwei Jahre später
»Heute hat unser Sohn angerufen. Ich bin so dankbar für seine wöchentlichen Anrufe aus einem anderen Bundesstaat. Es ist ein großes Geschenk für mich, wie er mir durch unsere Gespräche Einsichten und Perspektiven vermittelt. Heute erzählte ich ihm, wie ich um Lebensqualität für John kämpfe … und seine Antwort holte mich auf den Boden der Tatsachen zurück. Er sagte: ›Dads Lebensqualität wird nicht mehr besser, Mom, es wird ihm immer schlechter gehen … und deine ständige Hoffnung, dass es ihm besser geht, hält dich davon ab, um Lebensqualität für dich selber zu kämpfen.‹ Er fuhr fort: ›Du musst dir klar darüber werden, dass der Mann, mit dem du seit vierzig Jahren verheiratet bist, jetzt weg ist.

Vielleicht fühlt es sich für dich sogar so an, als ob du mit einem Fremden verheiratet wärst, den du noch nicht einmal so gerne magst.‹

Nach diesem Gespräch fuhr ich mit dem Auto durch die Gegend, um einen klaren Kopf zu bekommen. Ich legte eine CD von Josh Groban ein, die meine Enkelin in meinem Auto gelassen hatte. Ich kannte sie noch nicht. Der Song ›You're Still You‹ (›Du bist immer noch du‹) traf mich – vor allem die Worte ›through the darkness I still see your light‹ (›durch die Dunkelheit sehe ich immer noch dein Licht‹). Mir wurde klar, dass ich die Erinnerung an unsere gemeinsamen Jahre in mir trage. Ich konnte zwar sein Licht in der Dunkelheit sehen, er aber nicht meins, da sein Gedächtnis schon ganz weg war. Ich fuhr an den Straßenrand und hörte den Song immer wieder. Die Tränen flossen mir übers Gesicht, und ich schluchzte heftig. Ich realisierte, dass jetzt die Zeit gekommen war, mich von dem Mann, der er war, zu verabschieden, und den Mann anzunehmen, der er jetzt ist. Das wurde ein Wendepunkt. Ich ließ meinen Tränen freien Lauf und trauerte um den Verlust meines besten Freundes und Vertrauten.«

April, drei Jahre später (nachdem ihr Ehemann in ein Pflegeheim gebracht worden war)
»Heute war ich wie immer bei John und bin mit ihm spazieren gegangen. Wir sind drinnen im Gebäude geblieben, weil es draußen noch zu kalt ist. Fran (nicht ihr richtiger Name), eine andere Patientin, wollte mit uns gehen. Sie bezeichnet John als ihren Freund, und sie empfinden eine gewisse Zuneigung zueinander. ›Ja, sicher, Sie können gerne mit uns gehen, Fran‹, antworte ich. Wir gingen also händchenhaltend durch die Flure, sie auf der

einen und ich auf der anderen Seite von John. Die beiden unterhalten sich zusammenhanglos miteinander, und ich spüre, dass sie eine Verbindung zueinander haben. Es mag sich seltsam anhören, aber ich bin froh über ihre Freundschaft. Ihre Interaktion macht ihnen Freude. ›Das ist mein Freund‹, sagt sie zu mir, und ich antworte: ›Na, das ist aber ein guter Mann.‹ Sie tätschelt ihm die Hand, und er lächelt.

Als ich aufbrechen will, umarme ich John, und er sagt zu mir: ›Es war schön, Sie kennengelernt zu haben.‹ Ich wusste, dass dieser Tag kommen würde, aber irgendwie bin ich nicht bereit dafür. Die Tränen laufen mir übers Gesicht. Das letzte Band des Erkennens ist zerrissen. Ich gehe jeden Tag mit ihm spazieren, aber nur ich allein weiß von unserem kostbaren gemeinsamen Leben. Ich trauere.«

Juni
»Als ich heute kam, lag John im Bett, und ich sah ihm an, dass er über etwas nachdachte. Als ich ihn fragte: ›Was denkst du?‹, war er einen Moment lang ganz klar. Meistens kann ich seine Worte nicht verstehen, aber jetzt sagte er: ›Ich habe Angst.‹ Die Antwort auf meine Frage, wovor er denn Angst habe, konnte ich nicht verstehen, deshalb fügte ich hinzu: ›Vor der Zukunft?‹ – ›Ja‹, sagte er. Eine Welle von Mitgefühl für ihn überflutete mich. Solche Gefühle stecken immer noch tief in ihm drin, und er kann seine Gedanken nicht ausdrücken. Ich umarmte ihn und versicherte ihm, dass ich auch Angst habe, aber wir jeden Tag gemeinsam gehen würden. Ich sagte ihm, wie sehr ich ihn liebe, wie sehr seine Familie und seine Freunde ihn lieben würden und dass wir alle so sehr wünschten, er brauche das nicht durchzumachen. Und so schnell

er gekommen war, so schnell war dieser Augenblick der Klarheit auch wieder weg.

Johns Zustand verschlechtert sich rapide. Ich kann mir eine Welt ohne ihn gar nicht vorstellen. Mittlerweile ist die Essenz dessen, was er ist, schon lange nicht mehr da. Und er verändert sich fast täglich. Seine lange Reise ist fast vorbei. Ich betrauere jede Veränderung. Und ich verabschiede mich noch einmal.«

Jennys beeindruckende Geschichte sagt uns, dass der Abschied von einem geliebten Menschen mit Demenz keine einmalige Angelegenheit ist. Sie verabschieden sich immer wieder aufs Neue, wenn eine Veränderung eintritt. Aber das macht es auch für beide friedlicher.

Die Balance zwischen Individualität und Zusammensein
Wenn bei einem Paar die eine Person gesünder ist als die andere (kein ungewöhnlicher Umstand bei Familien heute), verändert sich die Beziehung, weil die gesündere Person die meisten Entscheidungen trifft, und die kranke Person für gewöhnlich der empfangende Teil ist. Aber hierin liegt auch das Problem für die betreuenden Angehörigen. Sie brauchen beides, Individualität und Zusammensein.[5]

Viele Angehörige machen die Erfahrung, dass sie durch die Betreuung eines Demenzerkrankten auch sehr viel zurückbekommen; sie berichten aber auch, dass sie isoliert und überarbeitet sind, zu wenig Schlaf finden und sich um ihre eigenen Bedürfnisse nicht kümmern können. Obwohl wir natürlich hoffen, dass der gegenseitige Nutzen für den Patienten wie für die Angehörigen gegeben ist, existiert jedoch diese erschreckende Statistik: Betreuende Angehörige haben eine um 63 Prozent höhere

Sterberate als Personen im gleichen Alter, die niemanden mit Demenz pflegen müssen.[6] Die Betreuung eines Demenzerkrankten stellt folglich eine Gefahr für Ihre Gesundheit dar. Umso mehr Grund für Fachkräfte und das erweiterte Umfeld, behutsamer mit den Personen umzugehen, die die Betreuung übernehmen und die ganze Last tragen. Sie verdienen unser Mitgefühl und unseren Respekt. Um gesund zu bleiben, brauchen sie ein soziales Netz, das sie mitträgt, und professionelle Unterstützung, damit sie neben ihrer Rolle als Betreuungsperson auch noch eine andere Identität leben können.

Sowohl-als-auch statt Entweder-oder
Wenn jemand zugleich da und nicht da ist, dann können Sie Ihren Stress verringern, indem Sie *sowohl-als-auch denken* – das heißt, indem Sie verstehen, dass bei zwei widersprüchlichen Vorstellungen beide richtig sein können. Das ist die Realität von Demenz.

Paradoxes Denken kann Ihnen helfen, Uneindeutigkeit als natürlichen, ja sogar spirituellen Umstand zu sehen. Das Leben mit Demenz erfordert Vertrauen in das Unbekannte; Vertrauen darauf, dass schon alles funktioniert und man mit allem, was geschieht, fertig wird. Wenn Sie bereits involviert sind, dann bedeutet dies, dass Sie Ihre Toleranz für Uneindeutigkeit bereits erweitert haben. Ich gratuliere Ihnen. Diese Resilienz brauchen Sie, um die Reise mit der Demenz zu überstehen.

Gut zu leben bedeutet für gewöhnlich, Zugang zu Informationen zu haben, die Sie in die Lage versetzen, Entscheidungen zu treffen, wie Sie denken, fühlen und handeln sollen. Die meisten von uns ziehen es vor, die Kontrolle zu behalten, und sie vermeiden alles, worauf es keine Antwort gibt. Wenn klare Information jedoch nicht gegeben ist, wie es bei uneindeutigem Verlust der Fall ist, denken und fühlen wir auf der Grundlage unserer Wahrnehmungen. Wir begnügen uns mit dem, was wir zu sehen *glauben*. Damit Sie auch ohne klare Informationen gut leben können, sollten Sie wissen, dass unsere Wahrnehmungen anpassungsfähig sind; Sie können sie verändern, um Ihren Stress zu verringern. Versuchen Sie es einmal mit einer neuen Art zu denken, um den Stress von unrealistisch Absolutem zu vermeiden. Mit dem dualistischen Sowohl-als-auch-Denken finden Sie es möglicherweise leichter, Ihre Wahrnehmungen zu verschieben.

Um Ihren Stress zu verringern und Ihre Wahrnehmungen zu verändern, denken Sie sowohl-als-auch:

- Sie/er ist sowohl weg als auch noch hier.
- Ich kümmere mich sowohl um sie/ihn als auch um mich selbst.
- Ich kann sowohl betreuen als auch eigene Bedürfnisse haben.
- Ich kann sowohl wünschen, es wäre endlich vorbei, als auch, dass mein/e Angehörige/r weiterlebt.
- Ich bin sowohl traurig über meine verlorenen Hoffnungen und Träume als auch glücklich über neue Hoffnungen und Träume.

Als ich vor ein paar Jahren im Louvre vor der Mona Lisa stand, dachte ich darüber nach, wie sich Wahrnehmungen verschieben können. Lächelt sie nun oder nicht? Die Antwort hängt von meiner Wahrnehmung ab, und *die* kann sich glücklicherweise verändern. Wir können alles, was wir wollen, ambivalent sehen. Und hierin liegt Hoffnung für Jenny und alle, die mit Demenz leben.

Wenn Sie mit einer Erkrankung oder einem Zustand leben, für den es (noch) keine Heilung gibt, liegt die Hoffnung in der Wahrnehmung und der Fähigkeit zur Veränderung. Das ist kreative Anpassung. Sich selbst und seine Situation in einem neuen Licht zu sehen kann Türen öffnen. Sie beginnen, neue Leute kennenzulernen, während Sie zugleich noch für Ihren geliebten Menschen sorgen. Sie wachsen über die Rolle der Pflegeperson hinaus, indem Sie, entweder persönlich oder übers Internet, neue Verbindungen schaffen. Oder Sie erkennen plötzlich, dass auch ganz normale Freizeitaktivitäten nicht frei von Uneindeutigkeit sind – Kartenspielen, Jagen, Angeln –, und Ihr Stress wird geringer, weil Sie diese nicht mehr ausschließlich als Terror wahrnehmen. Es ist nicht leicht, das Bedürfnis nach Gewissheit loszulassen, aber die Mysterien uneindeutiger Beziehungen bergen auch die Chance, stärker zu werden. Es macht Hoffnung, wenn Sie verstehen, dass Sie Ihr Bestes geben.

Die meisten von uns wollen sich nicht mit der Situation »abfinden«, kampflos wollen wir nicht aufgeben. Gut. Lassen Sie uns weiter nach der Heilung der Erkrankung und nach Ursachen, die eine Demenz auslösen können, forschen. Lassen Sie uns nach Hilfe für die betreuenden Angehörigen suchen, damit ihre Gesundheit nicht in Gefahr ist. Letztendlich können wir dieses Spiel jedoch nicht gewinnen, ganz gleich, wie hart wir arbeiten oder wie sehr wir kämpfen. Tod gehört zum Leben, ob mit oder ohne Demenz. Was wir tun können ist, jeden Tag gut zu leben, ruhiger und friedlicher, und zu erkennen, dass es nicht immer nach unserem Kopf geht. Auch guten, klugen, hart arbeitenden Menschen kann Schlimmes widerfahren.

Natürlich müssen wir um das Vernünftige kämpfen, aber manchmal müssen wir uns auch dazu entscheiden loszulassen, um Kontrolle mit Akzeptanz auszugleichen. Das bedeutet, dass wir die Uneindeutigkeit einbeziehen sollten, wenn ein Verlust keinen Abschluss findet. Entscheidend in unserem Leben ist die Neugier, nicht die Erwartung. Was befindet sich hinter der nächsten Ecke? Wir wissen es nicht, oder? Es ist ein Abenteuer, wie Bergwandern oder Wildwasserfahren.

~

Als Jennys Mann für seine letzten Lebensmonate wieder nach Hause kam, musste er rund um die Uhr gepflegt werden, und ihre Aufgaben wurden extrem schwer. Ich machte mir Sorgen, dass sie sich in der Aufgabe verlor. Als ihr klar wurde, dass sie nicht alles unter Kontrolle haben konnte, begann sie die Situation anders zu sehen.

Jenny: »Es gibt immer noch dieses Kontrollelement, das nicht nur für mich, sondern auch für die armen Menschen um mich herum ungesund ist. Also habe ich mir selbst den Job gekündigt, meine Welt organisieren zu müssen. Ich glaube, ich beobachte meine Umgebung, damit alle glücklich und konfliktfrei sind … nicht gut. Also arbeite ich jetzt daran, dass es manchmal ganz gesund sein kann, Frieden mit dem Konflikt zu schließen. Ich stelle fest, dass ich meine Entscheidungen nach der Überlegung treffe: ›Wird jemand böse sein, wenn ich das und das tue?‹ Und wenn dann tatsächlich die Möglichkeit besteht, hält mich das davon ab, gesunde Entscheidungen für mich zu treffen, die meinem Leben Bedeutung und Ziel geben würden.«

Und dann begann Jenny plötzlich, ihre Geschichte des Verlusts mit einer Geschichte neuer Hoffnung auszubalancieren.

»Ich gehe morgen zur Universität und mache einen Termin für den Aufnahmetest. Ich weiß zwar nicht, was die Zukunft für mich bereithält, aber es wird mir guttun, im Wintersemester mit dem Studium zu beginnen, auch wenn etwas passiert, was dieses Ziel verzögern kann.«

~

Jenny hat es nicht geschafft, im Wintersemester zu studieren. Ihr Mann starb, und nach der Beerdigung musste sie sich monatelang um Formalitäten kümmern, die ihre ganze Aufmerksamkeit erforderten. Dann wurde sie krank und musste sich einer Behandlung unterziehen. Danach zog sie in ein kleineres Haus in eine Gegend, die sie liebte. Inzwischen geht es ihr großartig. Sie hat sich in ihrem neuen Zuhause eingelebt, ist so vital wie eh und je und lebt ein aktives Leben, umgeben von guten Freunden, Kinder und Enkelkinder nicht allzu weit entfernt. Sie hat nicht vergessen, was sie »durch den herzzerreißenden

Schmerz der Demenz zu gehen« nannte, aber sie schaut auf eine neue Weise nach vorne.

Die Fähigkeit von Menschen, trotz Verlust stärker zu werden, erstaunt mich immer wieder. Und sie lehrt mich etwas: Menschliche Wesen sind von Natur aus seelisch belastbar – wenn andere ihnen nicht mit Vorurteilen begegnen und sie stigmatisieren. Jede Person, jedes Paar und jede Familie finden Wege, um Verzweiflung in Hoffnung zu verwandeln, und im Kern dieses Prozesses wächst ihre Toleranz für Uneindeutigkeit. Auch wenn sie nicht wissen, was die Zukunft bereithält, sind sie doch bereit, etwas Neues auszuprobieren. Und dabei sind mehr Informationen hilfreich. Man muss schließlich wissen, um was für ein Problem es sich handelt. Die Leute sagen mir ständig, wie sehr es ihnen hilft, einen Namen für das zu haben, was sie erfahren. Wenn sie das Problem kennen und wissen, dass es nicht ihre Schuld ist, können sie mit einer neuen, schwierigen Situation leichter umgehen.

Uneindeutiger Verlust ist eine einzigartige Art von Verlust. Nicht nur ist der Umgang damit eine echte Herausforderung, der Trauerprozess wird dadurch auch beträchtlich kompliziert. Das werde ich im nächsten Kapitel näher erläutern.

Ideen zur Reflexion und Diskussion

- Die meisten von uns verfügen bereits über Fähigkeiten, um mit der Uneindeutigkeit von Trennung und Distanz umzugehen, und sie wissen, wie sie diese überleben können.
- Sie können mit dem Stress, der aus der Pflege eines Demenzkranken entsteht, nur umgehen, wenn Sie wissen, was das Problem ist. Benennen Sie es.
- Weder die Person, die demenzkrank ist, noch Sie sind schuld, dass Stress entsteht. Das liegt nur an der Uneindeutigkeit Ihres Verlusts.
- Wenn eine Person, die Sie lieben, da ist, dann weg, dann wieder da und dann wieder weg, hat ihre Anwesenheit zwei Bedeutungen. Wenn Sie nicht wissen, welche davon real ist, empfinden Sie vielleicht Stress und Angst. Versuchen Sie einfach, beide Wahrnehmungen als wahr zu akzeptieren.
- Denken Sie »sowohl-als-auch« und nicht »entweder-oder«. Weil es keine perfekte Lösung und keine absolute Antwort darauf gibt, ob Ihr geliebter Mensch da ist oder weg, müssen Sie in der Lage sein, sowohl-als-auch gleichzeitig zu denken. Das können Sie üben. Betrachten Sie zum Beispiel Ihren geliebten Menschen sowohl als hier als auch als weg; sehen Sie sich selbst sowohl als betreuend als auch als mit anderen Menschen verbunden an. Fügen Sie noch weitere Sowohl-als-auch-Zeilen hinzu, die auf Ihre Situation zutreffen.
- Zwar bleibt ein gewisser Stress, aber zwei unterschiedliche Vorstellungen gleichzeitig im Kopf zu haben ist nicht so stressig wie die ständige Suche nach einer absoluten Lösung.

2
Die Folgen von Verlust und Trauer

[Über seine verstorbene Tochter sagte Freud:]
»›Sie ist hier‹, und er zeigte mir ein kleines
Medaillon, das er an seiner Uhrkette trug.«

Hilda Doolittle, zitiert in Peter Gay,
»Freud: Eine Biografie für unsere Zeit«[1]

In Studien wurde festgestellt, dass der Hauptgrund für Stress bei betreuenden Angehörigen wie Jenny weder die Last der Betreuung noch die Schwere der Erkrankung ist. Der Stress wird vielmehr dadurch hervorgerufen, dass niemand in der Lage ist, das Problem zu lösen – man kann das Leiden des geliebten Menschen nicht lindern, hat keine Kontrolle mehr über sein eigenes Leben, weiß nicht, welche Rolle man spielen soll, weiß nicht, wann es endet, und weiß noch nicht einmal, ob man seine Arbeit gut macht, weil es häufig kein positives Feedback von außen gibt. Die betreuende Person ist allein.

Vielschichtiger Verlust, komplizierte Trauer
Um zu verstehen, wie sich uneindeutiger Verlust auswirkt und wie man am besten damit umgeht, muss man über komplizierte Trauer und Verlust Bescheid wissen. Viele der betreuenden Angehörigen erfahren beides, so wie auch Jenny.

Komplizierte Trauer ist Trauer, die zu lange dauert. Die trauernde Person folgt in ihrem Prozess nicht dem, was Psychiater gemeinhin als normalen Weg der Trauer bezeichnen; dazu zählen Traurigkeit, schlechter Appetit und Schlaflosigkeit, die nach zwei bis sechs Monaten vorbei sind. Bei komplizierter Trauer wird häufig eine depressive Episode diagnostiziert,[2] es ist keine normale Trauer mehr, sondern ein krankhafter Zustand. Demenz schafft einen lang anhaltenden fortschreitenden Verlust, und deshalb hört auch die Trauer nicht auf. Sie kann Jahre, vielleicht sogar Jahrzehnte dauern. Deswegen ist die Art des Verlusts das Problem, nicht die mentale und emotionale Verfassung der Betreuungsperson.

Uneindeutiger Verlust – in diesem Fall Demenz – verursacht einen vielschichtigen Verlust. Viele betreuende Angehörige sagen: »Es ist die Situation, die verrückt ist, nicht ich.« Ich würde es zwar nicht ganz so ausdrücken, aber sie haben recht. Es ist ein Beziehungsproblem aufgrund einer Einwirkung von außen (in diesem Fall Demenz), die außerhalb ihrer Kontrolle liegt und nicht ihre Schuld ist. Es kann keinen Abschluss geben, weil die Demenz immer weiter ihre Akzeptanz von Verlust auf die Probe stellt.

Eine Angehörige brachte es prägnant auf einen Nenner:

»Die gelegentlichen Momente der Klarheit sind kostbar … Einladungen zu einer Verbindung, die Überraschung und Freude bieten. Aber zugleich stellen sie auch den Krankheitsverlauf infrage. Liegt die Abwesenheit der Person mit Gedächtnisverlust an der Erkrankung – oder ist sie medikamentös nur nicht richtig eingestellt? Die fragile Akzeptanz von Verlust wird immer und immer wieder auf die Probe gestellt.«

Diese Achterbahn des Verlierens, Findens und wieder Verlierens untergräbt bei jedem Menschen Stabilität und Stärke. Gefühle der Hilflosigkeit führen zu Depression und Angst. Natürlich müssen solche Symptome behandelt werden, aber es ist weder korrekt noch fair, sie der psychischen Schwäche der Angehörigen zuzuschreiben. Die komplizierte Trauer, die uneindeutigen Verlust bei Demenz begleitet, sollte eine eigene diagnostische Kategorie darstellen. Mit jemandem zusammenzuleben, der sowohl da als auch nicht da ist, ist eine bizarre Erfahrung, die schrecklichen Schmerz und Angst hervorrufen kann. Um der Situation den Stress ein wenig zu nehmen, ist es hilfreich, die Unterschiede zwischen Tod und uneindeutigem Verlust zu verstehen und zu begreifen, warum das eine zu sogenannter normaler Trauer führt, während das andere komplizierte Trauer hervorruft.

Der Unterschied zwischen normaler Trauer und komplizierter Trauer

Die Geschichten von Mary und Ruth: Marys Ehemann starb an einem schweren Schlaganfall, während er den Rasen mähte. Der Krankenwagen kam, ein Arzt erklärte ihn für tot, ein Pfarrer erschien und sprach Gebete, und ein paar Tage später gab es einen Trauergottesdienst und eine Beerdigung. Die Leute schickten Blumen, kondolierten und nahmen an den Trauerfeierlichkeiten teil. All dies tröstete Mary; hinzu kam die Gewissheit, dass ihr Mann wirklich gestorben war. Es war klar, dass sein Verlust unwiederbringlich war, offiziell und von der Allgemeinheit anerkannt. Sie war traurig und stand immer noch unter Schock, aber ihre Familie und ihre Freunde standen ihr in ihrer Trauer bei. Es gab Familienrituale, mit denen sie um ihren Mann trauern konnte. Vor allem war sie nicht allein, ihre Gemeinschaft war für sie da.

Auch Ruths Mann erlitt einen schweren Schlaganfall, aber er überlebte, wenn auch mit kognitiver Beeinträchtigung. Mit den Jahren glitt er immer tiefer in die Demenz hinein. Ruth pflegte ihn, aber sie empfand eine tiefe, chronische Traurigkeit, als ob er gestorben sei – zugleich empfand sie Schuldgefühle, weil ihr Mann ja noch lebte. Es waren gemischte Gefühle, sie wusste nicht so recht, was überhaupt von ihrer Beziehung blieb. Nur wenige Außenstehende bemerkten überhaupt, dass sie ständig trauerte. Dazu gehörten wohlmeinende Fachleute und Verwandte, die oft einfach nur erleichtert waren, nicht für die Pflege eines Menschen verantwortlich zu sein, der so lange brauchte, um zu sterben.

Ruths Verlust wurde erschwert durch die Uneindeutigkeit und Verwirrung, nicht zu wissen, wann ihr Verlust endgültig sein würde. Marys Verlust war auch sehr schmerzhaft, aber sie hatte wenigstens Klarheit. Sie wurde nicht von Zweifeln gequält, und deshalb konnte sie ihr Leben als Witwe freier bewältigen. Ruth dagegen befand sich in einer unklaren Situation, in der es keine unmittelbare Lösung gab.

Weil verschiedene Arten von Verlust auch verschiedene Arten zu trauern erfordern, hilft es, wenn Sie wissen, welche Art Sie erfahren, damit Sie damit umgehen können. Für Mary begann die Trauer so, wie sie normalerweise erwartet wird – *nach* dem Tod eines geliebten Menschen. Für Ruth begann sie *vor* dem Tod. Man kann zwar verstehen, dass man um den Verlust von jemandem trauert, der noch lebt, aber die Situation ist in sich so komplex, dass sie einen verwirrt. Unabhängig von der Ursache der Demenz müssen Sie den Verlust akzeptieren, und es widerspricht aller Logik, den Verlust einer Person, die noch lebt, anzunehmen und um diese zu trauern. Es ist einfach kontraintuitiv. Und doch kommt Ruths schwerwiegender Verlust – mit der hohen Wahrscheinlichkeit von komplexer Trauer – überraschend häufig vor.

Kompliziertes Trauern bei uneindeutigem Verlust
Grundlegende Voraussetzung für die Theorie des uneindeutigen Verlusts ist: wenn ein Angehöriger nur teilweise verloren ist, erschwert die Uneindeutigkeit, in Verbindung mit Verlust, Bewältigung und Trauer. Niemand steht hinter Ihnen, und da es keine vertrauten Rituale gibt, an denen Sie sich in Ihrem Verhalten orientieren können, bleibt nur echte, tiefe Traurigkeit. Verwirrung und Mangel an Unterstützung bei uneindeutigem Verlust führen zu Depression, Angst sowie zu familiären Auseinandersetzungen und Spannungen. Enge Beziehungen brechen auseinander, und Sie geraten immer mehr in die Isolation.

Was wie Depression aussieht, ist oft Traurigkeit; was wie Angst aussieht, entspricht einer Stresssituation und einer Verwirrung, weil die Situation nicht behoben werden kann. Häufig entstehen Familienkonflikte, und die Isolation nimmt zu. Unter diesen Bedingungen ist es kein Wunder, dass so viele Angehörige an komplizierter, ungelöster Trauer leiden. Wenn Sie zu schnell trauern, fühlen Sie sich der kranken Person gegenüber illoyal, oder Sie werden von anderen kritisiert.

Trauer wird nicht geleugnet oder unterdrückt, sondern einfach von sozialen, religiösen oder familiären Tabus blockiert, die eine Trauer vor dem Tod nicht zulassen. Vom Standpunkt des uneindeutigen Verlusts aus können Fachleute und betreuende Angehörige Trauer und Verlust differenzierter sehen. Wie trägt diese Sicht der Dinge dazu bei, Resilienz aufzubauen? Wenn wir uns die Definitionen von Trauer in früheren Zeiten anschauen, wird klar, dass noch niemand an die Beziehungsverluste bei Demenz gedacht hat.

Da es in diagnostischen Handbüchern hauptsächlich um krankhafte Trauer geht, suchte ich im Wörterbuch nach einer Definition für normale Trauer. Hier wird Trauer definiert als »(tiefer) seelischer Schmerz über einen Verlust oder ein Unglück« oder als »(offizielle) Zeit des Trauerns nach einem Todesfall«.[3] Zeitliche Begrenzungen oder unnatürliche Reaktionen werden nicht erwähnt. Medizinisch gesehen ist Trauer jedoch durch ihre Dauer und ihre Symptome definiert – Depression, Ambivalenz, Schuldgefühle, Selbstzweifel, körperliche Leiden, ständige Beschäftigung mit dem Vermissten oder Verstorbenen und die Unfähigkeit, so zu funktionieren wie vor dem Verlust. Wie bereits erwähnt, wird Trauer als krankhaft definiert, wenn die genannten Reaktionen länger als sechs Monate dauern.

Solche Definitionen von Trauer sind unfair gegenüber denjenigen, deren Angehörige demenzerkrankt sind. Eine Definition, die sich auf die Symptome fokussiert, berücksichtigt in keiner Weise den Kontext und die Art von Verlust. Man weiß heute schon, dass Trauer schwieriger ist, wenn der Verlust aus einem unerwarteten Tod resultiert (zum Beispiel durch Mord oder Suizid) oder nicht in der zeitlichen Abfolge eintritt (zum Beispiel, wenn ein Kind stirbt). Doch die Trauer, die man fühlt, wenn ein naher Angehöriger an Demenz erkrankt, ist noch nicht offiziell als außergewöhnlich anerkannt; sie wird in ihrer Komplexität noch nicht als normal angesehen. Darin liegt die schlechte Übereinstimmung zwischen der formalen Diagnose, der Trauer und der Realität der psychischen Qual und des tiefen Kummers, den Sie empfinden, wenn eine Demenz Ihnen das wegnimmt, was Teil Ihres Lebens war.

Darüber hinwegkommen: eine unmögliche Vorstellung
Jahrzehntelang galt als gesichert, dass mit Trauernden etwas nicht stimmte, wenn sie nicht in einer relativ kurzen Zeitspanne (drei bis sechs Monate) ihren Verlust überwinden konnten. Diese Sichtweise wurde von dem Psychiater Erich Lindemann begründet, der 1944 über seine Behandlung der Überlebenden und Verwandten der Opfer beim tragischen Brand des Cocoanut Grove Nightclub in Los Angeles berichtete, bei dem 492 junge Leute starben, weil eine Tür verschlossen war und sie nicht ins Freie gelangen konnten.[4]

Lindemann betrachtete die verspätete und unterdrückte Trauer von Überlebenden und Verwandten als krankhaft und bezeichnete ungelöstes Leid als Erkrankung. Auch heute noch wird Lindemanns Sicht der Trauer von vielen Therapeuten geteilt, aber er hat offensichtlich nicht den unvermeidlichen Langzeitverlust und die Trauer berücksichtigt, die eine Person erfährt, wenn ein geliebter Mensch kognitiv beschädigt ist. Trauma-Experten hingegen kommen einem Verständnis der Trauer, die Demenz verursacht, schon näher. Wissenschaftler wie Marten de Vries und Bessel van der Kolk haben festgestellt, dass Trauerreaktionen mit größerer Wahrscheinlichkeit kompliziert sind, wenn »der Verlust unerwartet und traumatisch ist oder in einer Zeit der Ungewissheit erfolgt. All diese Umstände verschlimmern noch die Zerstörung familiärer Muster.«[5]

Die Verluste durch Demenz fallen sicher auch unter diese Definition. Doch der Haken an der Sache ist, dass die Fachleute, die Sie behandeln, es zwar gut meinen, aber trotzdem immer noch der Definition Lindemanns von normaler Trauer anhängen. Und das bedeutet, dass sie der Meinung sind, Sie sollten endlich darüber hinwegkommen. Dadurch sind Sie im Nachteil. Sie können Ihre Traurigkeit nicht überwinden oder den Trauerprozess abschließen, weil die Verluste durch die Demenz eines lieben Angehörigen immer weitergehen, manchmal über Jahre. Und die Traurigkeit wird ohne Ihre Schuld chronisch.

Trauer: ein chaotischer, endloser Prozess
1969 entwickelte Elisabeth Kübler-Ross ihre fünf Phasen der Trauer: Nicht-Wahrhaben-Wollen, Wut, Verhandeln, depressive Phase und Akzeptanz.[6] Die Leute vergessen jedoch gerne, dass Kübler-Ross' Phasen nicht für Familien gemeint waren, die den Tod eines lieben Angehörigen erleben; sie galten für die sterbende Person selbst.[7] Vielleicht stieß die Phasentheorie des Trauerns deshalb auf solchen Zuspruch, weil sie, wie die Schriftstellerin Meghan O'Rourke bemerkte, »den Verlust kontrollierbar klingen ließ. Das Problem ist nur, dass das weitestgehend Fiktion ist.«[8]

Formeln wie diese sind deshalb so populär, weil die Liste dessen, was einen erwartet, so klar ist und einem hilft, die Kontrolle zu behalten, auch wenn alles schiefläuft. Leider sind Verlust und Trauer wesentlich chaotischere Prozesse. In den letzten neun Jahren ihres Lebens erlitt Kübler-Ross einige Schlaganfälle. Danach war sie immer noch der Meinung, dass der Tod eine gute Sache sei – aber nicht, wenn er so lange dauerte. Ihre eigenen

Phasen bis zum Tod erlebte sie als ausgesprochen schwer und keineswegs geordnet.[9]

Der Wissenschaftler George Bonanno hat die Oszillationen (das Auf und Ab) von Trauer über die Zeit abgebildet, und wir können sehen, dass diese Schwankungen mit der Zeit immer weiter auseinanderliegen.[10] Die Trauer geht nicht weg; sie besucht uns nur weniger häufig. Ich zum Beispiel trauere immer noch um meine Schwester, die vor vierzehn Jahren gestorben ist. Kürzlich riefen mich ihre Kinder an, die verzweifelt um die richtige Entscheidung rangen, weil ihr Vater im Sterben liegt, und ich dachte sofort: *Was würde meine Schwester jetzt von mir erwarten?* Ich stellte mir ein Gespräch mit ihr vor, und ihr Verlust stand mir auf einmal wieder schmerzlich vor Augen. Ist das krankhafte Trauer? Nein. Es ist die Realität des Auf und Ab von Trauer.

Das Auf und Ab ist real, aber im Idealfall geschieht es im Lauf der Zeit in immer größeren Abständen, obwohl die Trauer niemals ganz aufhört. Natürlich ziehen wir klare Phasen vor, sodass wir den Schmerz des Verlusts eingrenzen können, aber die Trauer selbst können wir nicht beenden. Sie brauchen nicht »darüber hinwegzukommen«, wie früher die Fachleute sagten. Das Ziel ist, mit Trauer zu leben und seinen Frieden damit zu schließen.[11]

In den letzten Jahren wurde bei der Betrachtung von Verlust und Trauer vor allem auch der *Kontext* oder die soziale Umgebung mit einbezogen. Zu den Wissenschaftlern, die sich damit beschäftigen, gehört der Professor für Sozialwissenschaft, Kenneth Doka, der den Begriff »aberkannte Trauer« prägte.[12] Das bedeutet in Ihrem Kontext, dass Sie, sozial gesehen, nicht trauern dürfen. Niemand hält Totenwache für einen geliebten Menschen, der noch lebt. Der »Stoizismus« von Familie oder Gemeinschaft – die Erwartung, dass man Haltung bewahrt – kann auch Entrechtung verursachen. In diesen Situationen ist es offiziell inakzeptabel, zu trauern und Tränen zu vergießen. Aber Demenz schafft einen Verlust, der schmerzhaft traurig ist, und Sie brauchen gerade dann Menschen um sich, die Ihnen Essen vorbeibringen und tröstende Worte für Sie finden, damit Sie Ihren Verlust nicht alleine tragen müssen.

~

Sie sehen an dieser kurzen Zusammenfassung, wie schlecht traditionelle Ideen über Verlust und Trauer und Ihre Situation zusammenpassen. Wenn Sie deprimiert sind, Angstzustände oder Erkrankungen haben, sprechen Sie mit Ihrem Arzt, Ihrem Therapeuten oder Ihrem Pfarrer darüber, was Sie durch die Demenz und Ihre Betreuungsaufgabe verloren haben. Es ist wichtig, dass gerade die Fachleute Ihre Trauer nicht mit einer Depression verwechseln. Gegen eine Depression können Sie Medikamente nehmen, bei Traurigkeit und Trauer jedoch brauchen Sie menschliche Zuwendung und die Gelegenheit, auf Ihre eigene Art zu trauern, wenn Ihnen danach ist.

Die ganze Zeit über trauern
Wenn Sie mit einem Demenzkranken zusammenleben, ist es nicht sinnvoll, mit dem Trauern zu warten, bis alles vorbei ist. Unter Umständen müssten Sie dann die Tränen viele Jahre zurückhalten. Erlauben Sie sich stattdessen, die ganze Zeit über zu trauern, wann immer Sie einen neuen, großen oder kleinen Verlust bemerken.

Eine Frau setzte jedes Mal, wenn sie einen neuen Verlust aufgrund der Demenz ihres Mannes feststellte, einen Papierkranich aufs Meer. Eine andere zündete Kerzen auf ihrem Hausaltar an. Eine Frau schrieb Gedichte, eine andere führte Tagebuch und wieder eine andere versammelte jedes Mal die gesamte Familie um sich, wenn es einen neuen Verlust gab, um sich von ihren Kindern und Enkeln trösten zu lassen – ein wundervoller Beweis für die dauerhafte Unterstützung in der Familie.

Emma machte es wieder auf eine andere Art. Ihr Mann litt unter fortgeschrittenem Alzheimer. Als wir uns das erste Mal mit ihr trafen, war sie völlig außer sich. Sie erzählte uns, dass ihr Mann die ganze Zeit über Sex mit ihr wollte, aber gar nicht mehr wisse, wer sie sei. Ihr kam es so vor, als habe sie Sex mit einem Fremden, und sie hielt es nicht für richtig. Sie war mit ihrem Latein am Ende.

Als wir sie ein paar Monate später wiedersahen, wirkte sie ruhiger. Wir fragten sie, was sich geändert hatte, und sie erzählte uns, dass ihr eines Tages plötzlich eine Lösung eingefallen sei. Sie ging in ihr Schlafzimmer und zog, traurig und unter Tränen, ihren Ehering vom Finger und steckte ihn in ihre Schmuckschatulle. Danach, so sagte sie, konnte sie auf einmal besser mit dem Verhalten ihres kranken Mannes umgehen. Sie sah ihn nicht mehr als ihren Sexualpartner an, sondern als jemanden, den sie sehr lieb hatte und für den sie sorgen würde, »bis dass der Tod uns scheidet«.

Genauso wie früher in der Erziehung ihrer Kinder setzte sie Grenzen. Sie brachte ihn in einem eigenen Schlafzimmer unter. Ihr Gefühl der Verpflichtung zu Sex mit ihrem Mann ließ nach, aber sie sorgte dafür, dass seine anderen Bedürfnisse erfüllt wurden. Das verringerte nicht nur ihren Stresslevel, sondern überraschenderweise auch seinen. Je ruhiger sie wurde, desto ruhiger wurde auch er. Jahre später, kurz nachdem ihr Mann gestorben war, steckte sie ihren Ehering wieder an ihren Finger. Ich habe nie vergessen, was sie danach sagte: »Jetzt war ich wirklich Witwe, nicht mehr nur Witwe in der Warteschleife.«

Symbole wie der Ehering helfen uns und anderen, den Status einer Beziehung zu verstehen. Aber, wie Emma herausfand, bei Demenz können solche Symbole auch verwirrend sein. Außenstehende können Emmas Handeln vielleicht nicht verstehen, aber es ermöglichte ihr, den Teil ihrer Beziehung zu betrauern, der verschwunden war, und Freude an dem Menschen zu haben, der noch da war.

Wie Emma werden viele von uns allein auf einzigartige Weise mit komplizierter Trauer und Verlust fertig. Erzählen Sie Familienmitgliedern und Freunden, was Sie ruhig macht und was nicht. Sie brauchen auch einen vertrauten Arzt oder eine vertraute Therapeutin. Erzählen Sie ihnen von der Realität Ihres Lebens. Wenn sie nicht zuhören wollen, suchen Sie sich jemand anderen. Sagen Sie, Sie seien traurig, aber aus gutem Grund: jemand, den Sie lieben, hat Demenz. Wenn Sie Schlafstörungen haben, sagen Sie, warum. Es ist keine medizinisch bedingte Schlaflosigkeit, sondern eine Reaktion auf nächtliche Störungen, da Ihr/e Angehörige/r nachts aufwacht und herumwandert. Es ist die Angst zu schlafen, weil etwas Schlimmes passieren könnte, wenn Sie nicht aufpassen. Und diese Gefahr ist tatsächlich sehr real. Fachleute wie Familienmitglieder müssen über die Komplexität Ihrer Verluste und über das, was um Sie herum geschieht, Bescheid wissen, weil viele überhaupt keine Ahnung haben.

Ideen zu Reflexion und Diskussion

- Nicht alle Verluste sind uneindeutig (und unklar), aber wenn sie es sind, können sie Komplikationen verursachen, die Trauern schwieriger machen.
- Vielschichtiger Verlust verursacht komplizierte Trauer, aber das liegt nicht an persönlicher Schwäche.
- Die Gemeinschaft anerkennt und unterstützt Trauer nach einem Todesfall in der Familie, aber bei uneindeutigen Verlusten findet keine Unterstützung statt. In diesem Fall gibt es sogar eher Kritik, wenn Sie zu früh trauern.
- Nicht sicher zu wissen, ob Ihr geliebter Mensch hier ist oder schon weg, kann einen am Trauern und am Umgang mit der Situation hindern. Beide Prozesse erstarren in der Uneindeutigkeit.
- Traditionelle Vorstellungen über abnormale Trauer müssen neu überdacht werden, um Verlust und Trauer bei Demenz einzuschließen.
- Um jemanden zu trauern, der noch lebt, aber nicht mehr die Person ist, die er oder sie einmal war, ist nützlich und notwendig für Ihr Wohlbefinden.
- Es könnte Ihnen helfen, sich mit anderen Angehörigen auszutauschen und darüber zu sprechen, was für Symbole und Rituale in diesem Prozess helfen könnten. Was funktioniert für Sie?
- An eines jedoch sollten Sie immer denken: Trauern Sie auf Ihre Art.

3
Stress, Bewältigung und Resilienz

> »*Mehr als Bewältigung und Problemlösung trägt Resilienz zu positivem Wandel und Wachstum bei.*«
>
> Froma Walsh, »Verstärkung der Resilienz in Familien«[1]

Bevor wir mit einem Problem umgehen können, müssen wir es erst einmal verstehen. Genauer gesagt, wir müssen uns seiner Komplexität bewusst sein. Betreuung an sich ist nicht das Problem, aber der damit verbundene Stress lässt die Fürsorge für Angehörige zu einem Problem werden. Wir müssen verstehen, was genau Ihnen Stress bereitet, damit Sie mit Hilfe Ihrer Umgebung darangehen können, diesen zu reduzieren.

Studien haben ergeben, dass die hauptsächlichen Stressfaktoren bei betreuenden Angehörigen vor allem körperlicher, psychischer, emotionaler, sozialer und finanzieller Natur sind.[2] Zentrale Themen sind meiner Beobachtung nach Einsamkeit und Isolation. Es gibt jedoch signifikante Unterschiede zwischen betreuenden Angehörigen je nach Geschlecht, Alter und Kultur – und daher auch Unterschiede darin, wie sie mit den Problemen umgehen.

Unterschiede
Damit Sie Ihre eigene Situation besser einschätzen können, finden Sie hier eine kurze Übersicht der Unterschiede bezüglich Geschlecht, Alter, Rasse und Ethnizität und Bewältigungsstrategien.

Geschlecht
Weltweit gesehen sind es hauptsächlich Frauen, die familiäre Betreuung übernehmen. Wenn jemand in der Fami-

lie, ob jung oder alt, Betreuung braucht, sind es vor allem Mütter, Ehefrauen, Töchter, Schwiegertöchter und Schwestern, die dies übernehmen. Im Fall von Alzheimerdemenz sind es häufig die erwachsenen Töchter, die die Betreuungsaufgaben übernehmen.[3]

Mittlerweile nimmt die Zahl der männlichen betreuenden Bezugspersonen zwar zu,[4] aber es sind immer noch die Frauen, die die schwierigsten und zu Isolation führenden Betreuung- und Pflegeaufgaben wie Füttern, Baden, Waschen und Anziehen durchführen, während Männer eher Unterstützung in Finanzangelegenheiten oder die Organisation der Pflege und Betreuung übernehmen.[5] Weil die direkte Pflege am Erkrankten so einsam macht, könnte gerade dieser Unterschied in der Art der geleisteten Arbeit erklären, warum weibliche Angehörige in stärkerem Maße unter Stress, Angst und Depression leiden als männliche.[6]

Alter

Die Mehrheit der betreuenden Angehörigen bei allen Krankheiten ist zwischen fünfunddreißig und vierundsechzig Jahre alt; die typische betreuende Angehörige ist eine sechsundvierzigjährige Frau.[7] Bei den betreuenden Angehörigen, die für jemanden sorgen, der fünfundsechzig oder älter ist, liegt das Durchschnittsalter bei dreiundsechzig; eine von drei dieser Angehörigen ist selber gesundheitlich angeschlagen.[8]

Betreuende Angehörige sind nicht nur im Alter gesundheitlich gefährdet, auch erwachsene Töchter unterliegen einem hohen Risiko, weil sie sich oft gleichzeitig um kleine Kinder und die pflegebedürftigen Eltern kümmern müssen. Wenn jüngere Angehörige dieser Doppelbelastung unterstehen, bleibt ihnen nur wenig Zeit für ihre eigenen Bedürfnisse, was auch häufig ihre Beziehung übermäßig belastet.

Geschlechtsspezifische Unterschiede und Bewältigungsstrategien
Männer und Frauen bewältigen Probleme unterschiedlich. Männer fokussieren sich mehr auf das Problem, während Frauen eine emotionalere Herangehensweise bevorzugen. Um Ihren Stresslevel zu senken, ist es wichtig, dass Sie das Gefühl haben, die Situation beeinflussen zu können.[9] Den Nutzen, den Sie sich beim Lösen von Problemen selber zuschreiben, beeinflusst die Wirksamkeit der Bewältigungsstrategie, für die Sie sich entscheiden.[10] Wenn Sie es beispielsweise gewöhnt sind, Dinge alleine zu regeln und sich im Allgemeinen effektiv fühlen, so werden Sie auch die anstehenden Probleme effektiv bewältigen. Bei Demenz jedoch ist es nicht leicht, unabhängig zu bleiben.

In meiner klinischen Arbeit ermuntere ich alle betreuenden Angehörigen, Frauen wie Männer, ihre Fürsorge sowohl kognitiv wie emotional anzugehen. Verwenden Sie *kognitive Bewältigung*, wenn Sie eine Entscheidung treffen, ein Problem lösen und präzise Aufgaben ausführen müssen wie Medikamente geben und Termine vereinbaren. Für solche Dinge sind Urteilsfähigkeit und Vernunft unerlässlich. *Emotionaler Umgang* dient dem Ausdruck von Gefühlen – Traurigkeit, Wut, Hilflosigkeit und Hoffnungslosigkeit. Mit einer vertrauten Freundin oder einer Fachperson zu reden kann helfen, aber genauso hilfreich ist es, Gedichte zu lesen oder Musik zu hören, sich zu entspannen oder zu schlafen.

Vielleicht, weil ich eine Frau bin, oder vielleicht auch, weil ich Psychotherapeutin bin, schätze ich den emotionalen Umgang. Musik beruhigt mich nach einem stressigen Tag, Filme sind für mich wie Therapie, ein zweistündiger Ausflug in die Welt der Fantasie. Auch Lesen ist ein erholsames Vergnügen, ja sogar ein Luxus, wenn ich es ungestört tun kann. Und in der letzten Zeit beruhigt Yoga meinen Körper und meinen Geist.

Mir ist natürlich klar, dass Sie als betreuende Angehörige nicht über unbegrenzte Zeit verfügen, aber es ist trotzdem wichtig, etwas zu finden, das Ihre aufgewühlten Emotionen beruhigt. Die Liste dessen, was für Angehörige hilfreich ist, ist sehr individuell und entsprechend lang, deshalb an dieser Stelle nur einige Anregungen: Klavier spielen, zur Kirche oder in die Synagoge gehen, singen, weiter arbeiten gehen, mit Freunden Karten spielen, mit Freunden essen gehen, fernsehen, an einem Lesezirkel teilnehmen, Gedichte lesen, stricken, einmal die Woche mit den Kollegen Golf spielen, beten, meditieren, Sport treiben, mit Freundinnen ausgehen und natürlich ausreichend Schlaf in der Nacht. Sie sollten einfach etwas finden, damit es Ihnen emotional gut geht, sowohl zu Hause wie auch außer Haus und zusammen mit anderen.

Obwohl ich die Bewältigung auf emotionaler Basis so sehr schätze, merkt jeder, der mich kennt, schnell, dass ich auch kognitive Strategien einsetze. Ich bin ein »Informationsjunkie« und treffe nie Entscheidungen, ohne vorher nach anderen Optionen Ausschau zu halten: Ich erstelle Listen, setze mir Ziele und benutze Logik, um meine Probleme zu lösen. Bis zur Arbeit an diesem Buch habe ich nicht wirklich darüber nachgedacht, wie ich mit Problemen umgehe; dann realisierte ich, dass ich beide

Vorgehensweisen einsetze – vielleicht hole ich mir ja sozusagen das Beste aus zwei Welten.

Versuchen Sie das auch. Denken Sie darüber nach, mit welcher Bewältigungsstrategie Sie in welchen Situationen umgehen. Wenn Sie mehr zu einer einzelnen Strategie tendieren, fragen Sie sich, ob Sie Ihren Stresslevel vielleicht senken können, wenn Sie in unterschiedlicher Form mit Ihren Problemen umgehen. Aber ganz gleich, in welcher Art Sie Ihre Probleme bewältigen, Ihre Effektivität hängt vor allem von Ihrer positiven Einstellung ab – Sie sollen zwar die Verzweiflung nicht ignorieren, aber Sie müssen auch glauben, dass Sie die anstehenden Herausforderungen meistern können.

Positiv zu sein heißt jedoch nicht, dass man nicht ab und zu einmal Tränen vergießen darf. Oder, wie eine Angehörige es mir gegenüber formulierte: »Wenn ich mit den Nerven fertig bin, gehe ich in die Garage, setze mich ins Auto und schreie!« Das war ihre Art, ruhig zu werden, ohne ihren Mann zu erschrecken. Sie wusste, wann sie wieder einmal so weit war, dass sie Dampf ablassen musste – und sie hatte eine funktionale Art und Weise gefunden, wie sie es tun konnte.

Positiv mit Problemen umgehen bedeutet, seine Gefühle regelmäßig zu überprüfen. Emma, von der Sie bereits gehört haben, ist ein Beispiel für jemanden, der seine Gefühle im Auge behält und dann gezielt Stress abbaut. Sie betonte das Positive und blendete das Negative aus. Weder bemitleidete sie sich selbst, noch verharrte sie in Wunschdenken. Sie war sich ihrer Gefühle bewusst, und das motivierte sie, die notwendigen Veränderungen in die Wege zu leiten.

~

Es bestehen häufig Hindernisse, die die Angehörigenbetreuung stressreicher machen können, als sie sein muss. Die meisten sind allerdings unnötig und könnten geändert werden, wenn Familie oder Gemeinschaft es wollten. Vielleicht erleben Sie noch andere Schwierigkeiten, aber ich spreche hier von Hindernissen wie Familienstreitigkeiten, Stressanhäufung, negativen Urteilen, Isolation, kulturellem Stigma, starren Wahrnehmungen und Angst vor Unsicherheit.

Familienstreitigkeiten
Eines der schwerwiegendsten, ja schädlichsten Hindernisse für die betreuenden Angehörigen, mit Stress umzugehen, ist ein bestehender Familienkonflikt. Im Extremfall können betreuende Angehörige in ihrer eigenen Familie dadurch zu Außenseitern werden. Dann sollten Sie unbedingt Hilfe bei einer Familientherapeutin suchen, die helfen kann, den Konflikt beizulegen, und wenn es nur aus dem Grund geschieht, um von der bereits gestressten betreuenden Bezugsperson weiteren Stress fernzuhalten. Für viele Patchworkfamilien kann eine Familientherapie eine notwendige und Not lindernde Unterstützung bieten, vor allem dann, wenn eine späte Ehe die Kinder gegen die betreuende Bezugsperson aufbringt, weil sie neu in ihre Familie gekommen ist.[11] Vertrauen kann für gewöhnlich nicht ohne professionelle Hilfe von außen hergestellt werden.

Aber selbst Familien, die in der Vergangenheit gut miteinander ausgekommen sind, können in Streit geraten, wenn Unklarheit über den Verlauf einer Krankheit und die benötigte Betreuung herrscht. Nur wenigen ist klar, dass eine konfliktbeladene familiäre Umgebung die betreuende Bezugsperson in eine Depression stürzen kann. Wenn Sie wollen, dass die betreuende Bezugsperson gesund bleibt, dann ist es wichtig, den Konflikt zu reduzieren. Die gute Nachricht ist, dass der Stresspegel der betreuenden Angehörigen tatsächlich sinkt, wenn andere Familienmitglieder zeigen, wie sehr sie ihre Arbeit zu schätzen wissen.[12] Das ist eigentlich eine Selbstverständlichkeit, und es ist schlimm, dass wir Wissenschaftler brauchen, um uns das zu sagen. Wertschätzung zu zeigen ist doch nicht besonders schwer.

Ich frage mich oft, ob es Verwandten vielleicht nicht klar ist, dass ein »Dankeschön« in ihrem eigenen Interesse ist. Eigentlich sollten sie anrufen, Blumen schicken, Geld oder etwas zu essen vorbeibringen – und ab und zu für eine Woche oder wenigstens ein paar Tage die Aufgaben übernehmen, damit die betreuende Bezugsperson einmal Ferien von ihrem anstrengenden Job machen kann. Angehörige sagen mir, wie verletzt sie sind, weil niemand anruft oder sie wahrnimmt, sie fühlen sich verlassen. Ich antworte ihnen dann, dass sie es ihrer Familie und ihren Freunden sagen müssen, dass sie Hilfe brauchen. Sie müssen sie frei heraus um eine spezifische Aufgabe oder um Entlastung bitten. Darauf zu warten, dass sie sich freiwillig melden, ist frustrierend und oft fruchtlos – Sie müssen schon sagen, was Sie brauchen. Seien Sie selbstbewusst und fordernd. Und: Schieben Sie die Schuld auf mich. Oder auf Ihren Arzt.

Dass die Familie zusammenhält, ist wesentlich für die Gesundheit der betreuenden Angehörigen – deshalb kann ich nur zu familiären Zusammenkünften raten, selbst wenn einige nur über Skype teilnehmen können. Wenn Familienmitglieder in stressreichen und schwierigen Zeiten aneinandergeraten, dann sollten sie alle daran denken, dass sie einen gemeinsamen Feind haben – die Demenz.

Mehrfacher Stress
Zu Ihrem Berg von Stress kommt noch hinzu, dass der Verlust durch Demenz langwierig ist. Über die Zeit – für gewöhnlich eine lange Zeit – sammelt sich ein ganzer Wasserfall von unzähligen Verlusten. Für die Demenzkranken bedeutet das Gedächtnisverlust, den Verlust der Fähigkeit, reisen zu können, den Verlust der Fähigkeit, gehen zu können, den Verlust des Erkennens, den Verlust der Kontinenz und, gegen Ende, den Verlust, schlucken zu können – immer mehr Hindernisse sind zu bewältigen.

Für die betreuende Bezugsperson bedeutet das den Verlust des geliebten Menschen, so wie er gewesen ist, den Verlust der Beziehung, so wie sie war, den Verlust des grundlegenden Bedürfnisses nach ungestörter Nachtruhe, den Verlust von Träumen und Zielen, den Verlust von Freizeit, mit der Sie in dieser Lebensphase eigentlich gerechnet hatten, und den Verlust von Unabhängigkeit und Kontrolle über Ihr eigenes Leben. Dieser nicht enden wollende Strom von Verlusten zermürbt die Angehörigen verständlicherweise, aber Außenstehende sehen das oft nicht. In meiner Praxis höre ich viele Geschichten von solchen Verlustströmen, aber es gibt außerdem auch noch eine Häufung von *unterschiedlichen* uneindeutigen Verlusten zur gleichen Zeit – zum Beispiel bei der erwachsenen Tochter, die ihren alten, demenzkranken Vater pflegt, *und* ein autistisches Kind hat, oder die erwachsene Tochter, deren Mutter ins Pflegeheim kommt, während ein Kind gerade das Haus verlässt und aufs College geht. Solche multiplen Verluste machen die Situation natürlich nur noch schwieriger. Und diese Komplexität von Stress im Leben einer betreuenden Person übersehen sowohl Fachleute als auch die Allgemeinheit häufig.

Negative Bewertungen
Das Urteil, das andere über sie fällen – Verwandte wie Fachleute – gehört zu den in der Regel unerwähnten Belastungen der betreuenden Person. Für gewöhnlich weiß sie, dass dieses Urteil zu ihrem Stress nur beiträgt. In meiner Praxis haben mir schon viele betreuende Angehörige gesagt, sie hätten mit der Zeit so viele Tränen vergossen, dass für die Beerdigung keine mehr übrig seien. Ich antworte ihnen jeweils, dass sie sich keine Gedanken darüber machen sollen, wenn andere sie deswegen kritisieren, weil sie ja schon die ganze Zeit über getrauert haben. Das ist typisch für Langzeitdemenz. Seien Sie wie Teflon: Lassen Sie negative Bewertungen an sich abgleiten.

Auch Fachleute können Pflegende in negativem Licht sehen. Eine Angehörige, die seit Langem Betreuungsaufgaben übernommen hatte und die einen meiner Workshops besuchte – nennen wir sie Helen –, sagte zu mir: »Der Arzt behauptet, ich würde nicht zuhören, wenn er mir Informationen gibt. Aber das stimmt nicht. Ich stecke die schlechten Nachrichten nur weg, damit ich mich damit befassen kann, wenn ich den Schmerz besser ertrage. Er hat mir gesagt, das Gehirn sei beschädigt und es würde nicht mehr besser. Ich tue so, als hörte ich ihn nicht, aber ich habe ihn natürlich doch gehört. Ich habe nur die schlechten Nachrichten für später weggesteckt.« Helen fragte mich, ob ihre Art, damit umzugehen, denn wirklich Verleugnung/Verdrängung sei. »Nein«, entgegnete ich. »Sie scheinen zu wissen, was Sie tun. Und kurzfristig kann Verdrängung ganz hilfreich sein – vor allem, wenn Sie sich im Klaren darüber sind, dass Sie das nur tun, um sehr schlechte Nachrichten für kurze Zeit hinauszuzögern. Sie haben wirklich eine sehr gute Methode gefunden, um mit dem Stress schmerzlicher Nachrichten umzugehen.« Wenn die Nachrichten schockierend sind und Sie keinen Einfluss auf den Verlauf haben, brauchen Sie Zeit, um damit fertig zu werden.

Isolation
Wer Demenzkranke betreut, ist oft isoliert. Das liegt daran, dass die meisten betreuenden Angehörigen älter und gebrechlicher sind und daher nicht mehr so viel ausgehen oder verreisen. Sie verbringen weniger Zeit mit anderen Familienmitgliedern und geben Reisen, Hobbys und andere soziale Aktivitäten häufig ganz auf. Isolation führt zu größerer Belastung und Depression der Angehörigen, was wiederum zu Verhaltensproblemen bei der demenzkranken Person führt.[13] Mit anderen Worten: Der Rückzug von sozialen Aktivitäten hat auf beide Personen negative Auswirkungen – sowohl auf die betreuende Person wie auch auf den Patienten. Ich wiederhole es noch einmal, weil dieser Punkt so wichtig ist: Vermeiden Sie Isolation und gehen Sie sozialen Aktivitäten nach; es ist wesentlich für Ihr Wohlergehen *und* für das Wohlbefinden der Person, die Sie betreuen.

Kulturelles Stigma
Eine weitere Barriere für den Umgang mit dem Problem ist das Stigma der Demenz. Es gibt wichtige kultu-

relle Unterschiede hinsichtlich der Wahrnehmung oder Stigmatisierung von Demenz. Die Wissenschaftlerin Peggye Dilworth-Anderson bestätigt, dass Betreuung in der Familie von Kultur und der Zugehörigkeit zu einer ethnischen Gruppe beeinflusst wird. Diese Faktoren bestimmen, wie wichtig häusliche Pflege für eine bestimmte Familie ist, wer die Arbeit leistet und wie sie geleistet wird.[14]

In Studien in verschiedenen Kulturen konnte gezeigt werden, dass (1) weibliche Betreuungspersonen gefährdeter sind und (2) weiße Angehörige häufiger unter Depressionen leiden als afroamerikanische Angehörige – vielleicht liegt es daran, wie sie ihre Aufgabe und die Demenz wahrnehmen. Weiße sehen wahrscheinlich Demenz eher als Stigma, während Afroamerikaner sie als Bestandteil im Kreislauf des Lebens betrachten. Weiterhin ergab sich (3), dass asiatische Kulturen ein größeres Pflichtbewusstsein gegenüber alten Familienmitgliedern empfinden, zugleich jedoch aufgrund der Stigmatisierung ein höheres Bedürfnis nach Zurückhaltung haben und daher der betreuenden Bezugsperson weniger soziale und emotionale Unterstützung anbieten.[15] Aus diesem Grund leiden chinesische und koreanische betreuende Angehörige häufiger als westliche Angehörige unter Depressionen.[16] Zwar gibt es in asiatischen Kulturen die Pflicht, für die Eltern zu sorgen, zugleich aber werden Demenzpatienten stigmatisiert, was zu einer Isolation der betreuenden Angehörigen führt.[17] Es besteht jedoch Hoffnung: Ich habe gelesen, dass in Südkorea neuerdings Kinder darauf trainiert werden, mit Demenzerkrankten umzugehen. Das ist ein gutes Beispiel für sozialen Wandel, um eine alternde Bevölkerung zu unterstützen.[18]

Positive Unterstützung von Familie, Freunden und Gemeinschaft ist wesentlich für die Gesundheit der betreuenden Person. Wenn Sie mit einer betreuenden Person verwandt oder befreundet sind, tragen Sie das, was Sie wissen, weiter. Die Menschen müssen erfahren, dass es den Angehörigen schadet, wenn Demenzpatienten stigmatisiert werden – und die Gesellschaft braucht dringend Menschen, die die Betreuung zu Hause übernehmen.

Rigide Wahrnehmungen
Ob ich mich nun mit Einzelpersonen, Paaren, Familien oder Gruppen von Familien treffe, ich stelle immer diese Frage: »Was bedeutet diese Situation für Sie?« Stures Denken steht dem Umgang mit dem Problem im Weg.

Innerhalb der Familien gibt es unterschiedliche Antworten, und es ist auch richtig, dass Familienmitglieder die Situation unterschiedlich sehen. Wenn ein Verlust uneindeutig bleibt – wie bei Demenz –, sind die meisten verständlicherweise unterschiedlicher Meinung. Meine Empfehlung lautet, sie sollten den Ansichten der anderen zuhören. Es geht in diesem Fall nicht um richtige Antwort gegen falsche Antwort oder normal gegen nicht normal, sondern um den Versuch, in einem uneindeutigen Verlust einen Sinn zu erkennen. Und das tut jedes Individuum auf einzigartige Art und Weise. Solange Ihr Standpunkt keine Gefahr für Sie selbst oder andere darstellt, spielt es keine Rolle, ob Sie die Situation korrekt interpretieren. Manche Leute können Uneindeutigkeit nicht ertragen und reagieren in diesen Situationen äußerst verzweifelt. In solchen Situationen sollten und dürfen Sie unbedingt Hilfe suchen.

In meiner klinischen Arbeit erlebe ich auch Menschen, die dogmatisch mit der Uneindeutigkeit von Demenz umgehen. Sie neigen schon früh zu einem von zwei Extremen: 1) zu leugnen, dass etwas nicht stimmt, oder 2) die kranke Person als bereits gestorben oder nicht mehr menschlich anzusehen, sondern nur noch als Hülle. Keine dieser extremen Wahrnehmungen ist angebracht, die Realität liegt in der Mitte.

Angst vor Uneindeutigkeit
Der Umgang mit Demenz erfordert es, in einer Grauzone zu leben. Das konnte ein Steuerberater, dessen Vater demenzkrank war, nicht. Die Uneindeutigkeit machte ihm Angst: »Ich kann mit meinem Vater umgehen, solange ich ihn als Möbelstück betrachte und nicht gegen ihn stoße.« Seine Äußerung erstaunte mich. Aber ich habe gelernt, dass Demenz vielen Menschen solche Angst macht, dass sie diese einfach verdrängen. Das ist die Angst vor Uneindeutigkeit und Unklarheit. Sie können sie nicht ertragen, also schaffen sie eine künstliche Klarheit.

Letztlich müssen wir uns doch alle diesen Fragen stellen: Wie weit geht meine Toleranz? Kann ich mich in der Nähe eines Angehörigen wohlfühlen, der da und zugleich weg ist? Kann ich in einer unvollkommenen Beziehung bleiben?

Der Steuerberater konnte es nicht, aber sein kleiner Sohn, und er war es auch, der seinen Vater mit der Zeit wieder ins Pflegeheim lockte, obwohl der alte Mann bereits unter komplettem Gedächtnisverlust litt. Sie besuchten den Großvater gemeinsam, und dies brachte den Vater und den Sohn einander näher; der Steuerberater lernte, toleranter mit Uneindeutigkeit umzugehen – nicht leicht für jemanden seines Berufsstandes. Was im Berufsleben als guter Umgang mit Problemen gilt, kann im intimeren Privatleben eine Katastrophe sein.

Menschen mit Demenz brauchen unsere Berührung und den Klang unserer Stimmen, auch wenn sie nicht immer wissen, wer wir sind. Unsere Menschlichkeit hängt davon ab; wir können jemandem etwas geben, der nicht mehr in der Lage ist, mit Absicht etwas zurückzugeben. Beziehungen sind eben oft nicht ausgeglichen, was Geben und Nehmen betrifft. Jemandem etwas zu geben, ohne dafür etwas zu erwarten, ist der ultimative Test für Ego und Güte – und es kann uns so viel Zufriedenheit und Frieden schenken, dass wir unseren eigenen Schmerz vergessen.

Denken Sie an Ruth, deren Mann nach einem Schlaganfall demenzkrank wurde. Sie pflegte ihren Mann und wusste schon seit Langem, dass Demenz kein einmaliger, endgültiger Verlust ist; seine Diagnose war nur der erste Verlust von vielen. Ihre Verluste stürzten mit den Jahren auf sie ein – der Verlust sexueller Intimität, der Verlust seines Wissens, wer sie war, der Verlust ihrer Freizeitvergnügen mit Freunden, als er immer stärker von ihr abhängig wurde, und so weiter und so weiter. Jeder Verlust paralysierte sie eine Zeit lang, bis sie wieder Tritt fasste und sich überlegte, wie sie den nächsten Schritt gestalten sollte. Ihre Trauer wurde gelindert, als man ihr in einer Selbsthilfegruppe sagte, dass ihre Traurigkeit ganz normal sei. Die Selbsthilfegruppe wurde ein wertvoller Bestandteil ihres Lebens, und einige Mitglieder wurden zu engen Freunden. Mit anderen zusammen zu sein, die »im selben Boot saßen«, half ihr, nach jedem neuen Schlag wieder Kraft zu finden. Gespräche und

Bücher von Fachleuten gaben ihr Informationen, die ihr beim Umgang mit der Krankheit und beim Treffen von wichtigen Entscheidungen halfen. Musik zu hören, Gedichte zu schreiben und in die Kirche zu gehen taten ihr so gut, dass sie weitermachen konnte. Ihre Reise als betreuende Angehörige dauerte fünf Jahre.[19]

~

Resilienz ist bei betreuenden Angehörigen ausgeprägter, als die meisten Fachleute denken. Sie erscheint nur in unterschiedlichen Formen. Wir müssen verstehen, warum betreuende Angehörige unterschiedlich sind – wir müssen wissen, wer am verletzlichsten ist und warum, und wir müssen den unterschiedlichen Umgang mit dieser für alle Beteiligten tief greifenden Herausforderung kennen, um zu begreifen, dass es nicht nur einen richtigen Weg gibt, um diese Aufgabe wahrzunehmen. Am wichtigsten für Sie ist jedoch, dass die Barrieren zum angemessenen Umgang mit Stress fallen müssen. Dazu muss ein breites Umfeld, wenn nicht sogar die ganze Gesellschaft, beitragen. Versuchen Sie sich mit anderen in Ihrer Gemeinde für mehr öffentliches Wissen über Demenz starkzumachen, damit der Schrecken nicht Sie und Ihren geliebten Angehörigen isoliert.

Ideen zur Reflexion und Diskussion

- Um die Probleme auf dieser Reise zu bewältigen und belastbar zu bleiben, listen Sie die spezifischen Stressfaktoren auf, denen Sie sich gegenübersehen. Wenn Sie erst einmal das Problem und seine Komplexität erfasst haben, können Sie beginnen, es zu bewältigen.
- Stress durch Betreuung eines Demenzerkrankten kann physisch, emotional, spirituell, finanziell und sozial sein, aber auch die Unterschiede in Geschlecht, Alter und ethnischer Zugehörigkeit beeinflussen die betreuenden Angehörigen. Was passt für Sie?
- Starre kulturelle Regeln über Geschlechterrollen belasten weibliche Angehörige und stigmatisieren Männer, die zunehmend auch eine Betreuungsfunktion übernehmen.
- Die Informationen, die Ihnen helfen sollen, die Problematik zu bewältigen, werden oft als »Psychoedukation« bezeichnet. Es ist eine der effektivsten Formen der Intervention.
- Zusätzlich zu Information helfen Ihnen auch menschliche Bindungen. Suchen Sie Freunde, gehen Sie in eine Selbsthilfegruppe – suchen Sie sich Leute, die für Sie da sein können.
- Bei der Bewältigung und Lösung der Probleme hilft Ihnen Selbstvertrauen; wenn Sie glauben, es zu schaffen, schaffen Sie es auch.
- Im Laufe einer Demenzerkrankung werden immer weitere Verluste auf Sie einstürzen, deshalb gehen auch die Bewältigungs- und Trauerprozesse immer weiter. Dies verursacht selbst bei den stärksten Personen und Familien ungewöhnlich großen Stress.
- Barrieren zur Bewältigung von Stress können oft durch öffentliche Aufklärung oder mit Unterstützung von Fachleuten aufgehoben werden.

- Resilient zu sein bedeutet mehr, als nur unangenehme Situationen durchzustehen. Es bedeutet vor allem, neue Kraft aus der Erfahrung zu ziehen. Wenn Sie jemanden lieben, der demenzkrank ist, bedeutet Resilienz, sich mit dem Stress und der Angst aufgrund der Uneindeutigkeit und des fehlenden Abschlusses wohler zu fühlen.

4
Der Mythos vom Abschließen

*»Nach und nach spüre ich wieder, dass die
Tür nicht mehr verschlossen und verriegelt ist.«*

C. S. Lewis, »Über die Trauer«[1]

Demenz liefert den Beweis dafür, dass Abschließen ein Mythos ist. Fragen Sie nur diejenigen, die damit leben müssen. Den »Mythos vom Abschließen« habe ich zuerst bei Familien erfahren, in denen es jemanden gab, der *körperlich* vermisst war. 1974 war ich Doktorandin und arbeitete an einem Projekt am Zentrum für Kriegsgefangenen-Studien in San Diego. Ich interviewte Frauen von Militärpiloten, die bei ihrem Einsatz in Vietnam als vermisst erklärt worden waren. Damals wussten diese Familien nicht, ob ihre Angehörigen lebten oder tot waren, und die meisten von ihnen erfuhren es bis zu ihrem eigenen Tod nicht.[2] In den Interviews erwähnten die Frauen häufig das Buch »Der kleine Prinz« und wie diese Geschichte sie getröstet hatte. Ich hatte es für ein Kinderbuch gehalten, musste aber feststellen, dass es von einem abgestürzten Piloten handelte und von dem Kampf ums Verstehen, wenn ein geliebter Mensch verschwindet.[3] Schriftsteller wie Antoine de Saint-Exupéry und C. S. Lewis zeigen uns metaphorisch, dass die Tür zum Verlust nicht, wie Lewis geschrieben hat, »verschlossen und verriegelt« sein muss.

Jahrzehnte später habe ich Saint-Exupérys kleines Buch noch einmal gelesen. Vielleicht liegt es daran, dass ich älter geworden bin und zu viele meiner Freunde bereits in der Demenz versunken sind. Saint-Exupéry schreibt von der Liebe zu einer Person, dem kleinen Prinzen, der noch da ist, ihm aber schnell entgleitet: »Ich fühlte wohl, dass etwas Außergewöhnliches vorging. Ich schloss ihn fest in die Arme wie ein kleines Kind, und doch schien es mir, als stürzte er senkrecht in einen Abgrund, ohne dass ich imstande war, ihn zurückzuhalten.«[4] Aber dann fährt er fort: »Man soll nicht trauern um solche alten Hüllen.«[5]

In meiner Arbeit höre ich oft, dass Familienmitglieder ihre demenzerkrankten Angehörigen als »Hülle ihres früheren Ichs« bezeichnen. »Da ist niemand.« – »Sie ist nur noch eine Hülle, deshalb betrachte ich sie als tot.« Aber Saint-Exupéry sagt uns, dass es in Ordnung ist, eine Hülle zu lieben – und ich stimme ihm zu.

Jemanden zu lieben, der nur noch eine Hülle seines früheren Selbst ist, ist anerkennenswert. Und es ist »eine Frage der Konsequenz.«[6] Leute, die mit einem Demenzpatienten leben, wissen das. Aber wenn die Gesellschaft keinen Verdienst darin sieht, jemanden zu betreuen, der »nur noch eine Hülle ist«, dann werden diejenigen, die diese schwierige Arbeit leisten, unsichtbar. Zwar ziehen wir eine Partnerschaft mit jemandem vor, der voll präsent ist, aber wir entdecken, dass es möglich ist, auch ohne diese Präsenz in der Beziehung zu bleiben. Teilweise Präsenz kann ausreichend sein, wir brauchen keine Perfektion, um unsere Betreuung fortzusetzen.

Jedes Mal, wenn ich ihre rotgoldene Anstecknadel in meinem Schmuckkasten sehe, denke ich an meine seit Langem verstorbene Großmutter mütterlicherseits, Elsbeth. Sie hat sie 1911 mitgebracht, als sie von der Schweiz nach New Glarus in Wisconsin ausgewandert ist. Wenn sie sich fein machte, um zur Kirche oder zu einem Konzert zu gehen, trug sie diese immer. Später, als sie in den

Siebzigern war und an Altersdemenz litt, wie es damals hieß, verwandelte sie sich nach und nach in eine Frau, die ich nicht mehr kannte. Sie war nur noch eine Hülle ihres früheren Selbst, aber ich liebte sie trotzdem. Ich erinnerte mich daran, wie sie mir als Kind und später dann meinen Kindern Schlaflieder auf Schweizerdeutsch vorgesungen hatte. Und die rotgoldene Anstecknadel, das Symbol ihrer besseren Tage, tröstete mich damals als junge Mutter, als die Demenz sie mir wegnahm – und sie tröstet mich noch heute, obwohl ich längst selber Großmutter bin. Obwohl ihr Tod schon so lange her ist, habe ich immer noch nicht das Bedürfnis, diese Tür zu schließen.

Für mich war es die rotgoldene Anstecknadel, für Saint-Exupérys Pilot das goldene Korn, das ihn an das goldene Haar des geliebten Menschen erinnerte. »Das Gold der Weizenfelder wird mich an dich erinnern. Und ich werde das Rauschen des Windes im Getreide lieb gewinnen.«[7]

Wenn wir jemanden lieben, ob er nun teilweise oder ganz gegangen ist, werden wir uns immer daran erinnern, wie unsere Beziehung in guten Tagen war. Einen Abschluss kann es nie wirklich geben. Es ist normal, sich an die Vergangenheit zu erinnern, auch wenn wir uns klar darüber sind, dass sich die Dinge geändert haben.

Woher stammt die Idee des Abschließens?
Philosophen und Neurowissenschaftler unterstützen die Vorstellung, dass der Mensch präzise Lösungen bevorzugt. Im Fall von Verlust bedeutet das den Abschluss: Ihr Angehöriger ist entweder da oder nicht da, dazwischen gibt es nichts. Zwar beeinflusst Ihr kultureller Hintergrund, ob Sie einen Abschluss suchen und wie Sie ihn

finden, aber es ist in jedem Fall zutiefst verstörend, nicht zu wissen, ob der geliebte Mensch da ist oder nicht. Wenn sie oder er jedoch an Demenz erkrankt ist, müssen Sie mit diesem Mangel an Klarheit leben. Abschluss ist für Sie ein Mythos.

In den 1970er-Jahren schrieb der Gestalttherapeut Fritz Perls, ein Zeitgenosse meines Mentors Carl Whitaker, über »das Gesetz des Abschließens«. Perls betrachtete Abschließen als die menschliche Neigung zu Selbstorganisation, Vervollständigung und Symmetrie. Wollte er damit sagen, dass das Leben sauber und ordentlich sein sollte? Sie mögen sich zwar danach sehnen abzuschließen, aber wenn ein Angehöriger Demenz hat, ist der Abschluss eigentlich nicht zu erreichen. Ihre gesamte Beziehung ist auf der Dualität von Abwesenheit und Anwesenheit aufgebaut. Hier gibt es keine Vervollständigung oder Symmetrie, und das Ungleichgewicht kann Ihnen großen Stress verursachen.[8]

Es ist heutzutage wissenschaftlich erforscht, dass Menschen tatsächlich nach Ordnung streben. Kognitive Verhaltenstherapeuten sind der Meinung, dass das Gehirn Uneindeutigkeit nicht mag, und wenn es damit konfrontiert wird, strengt es sich gewaltig an, um eine entschiedene oder klare Lösung zu finden.[9] Sie sind sich einig, dass der menschliche Verstand Unklarheit von sich aus zu eliminieren versucht. Menschen streben eine definitive Lösung an, was als »kognitive Bewältigung« bezeichnet wird.[10] Weil ein sauberer Abschluss bei Demenz nicht möglich ist, können Sie Ihren Stresslevel senken, indem Sie nach Sinn streben statt nach Abschließen. Suchen Sie nach dem *Sinn* in der Unklarheit, statt sie zu bekämpfen.

Wir können heute nicht mit Gewissheit sagen, ob Whitaker und Perls chaotische und unklare Beziehungen ebenfalls für schmerzlich halten würden. Aus klinischen Beobachtungen und von Besuchen bei meinen Eltern und meinem Mentor, Carl Whitaker, der nach einem Schlaganfall bettlägerig war, weiß ich jedoch, dass es absurd ist, einen ordentlichen, sauberen Abschluss im Leben eines geliebten Menschen zu erwarten.

Höchstwahrscheinlich haben die frühen Pioniere nicht an Demenz gedacht, aber sie haben die Paradoxien in menschlichen Beziehungen erkannt. Ich verstehe jetzt Perls' berühmtes Gestaltgebet: »Du bist du, und ich bin ich, und wenn wir uns zufällig treffen und finden, dann ist das schön. Wenn nicht, dann ist auch das gut so.«[11] Es könnte durchaus auch ein Angehörigengebet sein, weil es einem Schuld und Scham nimmt. Wenn die Demenz Sie und Ihren geliebten Menschen daran hindert, einander zu finden, dann ist das auch gut so. Es ist, wie es ist.

Das Problem ist, dass ein Abschluss wünschenswerter erscheint als die Sinnfindung. Medizinisches und therapeutisches Fachpersonal, Trauerexperten, Freunde und Verwandte, alle fordern von Ihnen das absolute Ende Ihrer Trauer, und längeres Trauern gilt als nicht normal. Aus meiner Sicht ist es der chronische Kummer, der Angehörige isoliert.[12] Die Leute bleiben weg, weil so viel Traurigkeit ihnen Angst macht. Traurigkeit und Trauer – wenn niemand gestorben ist – werden in einer Gesellschaft, die den Tod leugnet, nicht leicht verstanden, deshalb bezeichnen andere lieber Ihre Traurigkeit als Depression, statt Sie zu trösten und Wege zu suchen, die Sie aus der Isolation führen können.

Ich sehe es so: eine Kultur, die Kontrolle und Beherrschung schätzt, verlangt einen Abschluss; eine Kultur, die den Tod leugnet, verlangt einen Abschluss; eine Kultur, die davon ausgeht, dass wir Leiden vermeiden können, verlangt einen Abschluss, und unsere eigene Angst vor dem Tod verlangt ihn ebenfalls. Dieses starke gesellschaftliche und persönliche Bedürfnis nach Abschließen bedeutet eine enorme Gratwanderung: Wenn jemand, den Sie lieben, an Demenz leidet, müssen Sie das Bedürfnis nach Kontrolle mit Akzeptanz ausbalancieren.

Ohne Abschluss leben
Das Bedürfnis nach Abschluss ist in der amerikanischen Gesellschaft zwar ausgeprägt, aber viele Menschen sehen ihn auch als unnatürlich und hinderlich für die Heilung an. Ich habe zum Beispiel mit asiatisch-amerikanischen Familien gearbeitet, die verstorbene Familienmitglieder in Form von Erinnerungsstücken oder Hausaltären lebendig halten und ehren. Mexikanisch-amerikanische Familien feiern einmal im Jahr die Toten und treffen sich zum Picknick an den Gräbern.[13] Sie gehen nicht so ängstlich mit dem Tod um. Es ist nicht verwunderlich, dass sie sich verletzt fühlen, wenn Professionelle sie zu einem Abschluss auffordern.

Mir ist das klar geworden, als ich nach 9/11 in Lower Manhattan mit Immigrantenfamilien gearbeitet habe. In jeder Familie wurden Angehörige vermisst, und sie hatten es nicht eilig damit, die Trauer zu beenden. Ich musste Journalisten abwehren, die fragten, warum diese Familien »immer noch nicht darüber hinweggekommen« waren. Obwohl auch diese Familien sehnsüchtig auf die Bestätigung des Todes warteten, wussten sie, dass ihre Trauer niemals wirklich enden würde. Die meisten Familien, mit denen ich arbeitete, glaubten, dass sie ihre Angehörigen wiedersehen würden. Sie redeten sogar mit ihnen – so wie ich mit meiner verstorbenen Schwester.

Menschliche Beziehungen können Zeit und Raum überwinden. Denken Sie einfach an die Vergangenheit, wenn die Gegenwart zu schmerzhaft und verwirrend wird. Und wenn in der Zukunft die Demenz noch schwerer sein wird, statt zum Abschluss zu kommen, dann versuchen Sie, das Chaos in ein Ganzes zu integrieren – in eine Art psychologischer Familie geliebter Menschen, seien diese hier oder gegangen.

Der Bruch in der Sinnfindung
Es ist schwer, Sinn in einer Beziehung zu finden, die durch Demenz verändert ist, weil Logik und Vernunft auseinanderfallen. Um einen Sinn in dieser neuen Beziehung zu sehen, müssen Sie Ihr früheres Ideal einer nahen Beziehung – in der es klare Grenzen gibt und die Rollen ausgewogen sind[14] – ändern.

Wenn eine Krankheit unheilbar ist, kann man die Situation nur in einem neuen Licht sehen, um Balance und Kontrolle wiederherzustellen. Wenn die Uneindeutigkeit andauert, macht es Sinn, die Vorstellung aufzugeben, dass wir mit der Situation abschließen könnten. Wenn wir wissen, dass es einen Namen gibt für das, was wir fühlen, und dass unsere Traurigkeit normal ist, macht es auch Sinn, das Verhalten zu ändern. Wenn unser Verstand Normalität inmitten der anhaltenden Uneindeutigkeit sucht, dann können wir Unordnung und Chaos einfach als normal bezeichnen. Diese Uneindeutigkeit anzunehmen, statt gegen sie anzukämpfen, ist paradoxerweise der beste

Weg, um einen Sinn darin zu sehen. Lernen Sie, mit zwei widersprüchlichen Vorstellungen zu leben – hier und weg, anwesend und abwesend. Reden Sie mit dem geliebten Menschen, selbst wenn er nicht antwortet; berühren und umarmen Sie ihn, auch wenn er Ihre Gesten nicht erwidert. Besuchen Sie ihn, wenn Sie können, um sich einen Gefallen zu erweisen, weil das Ihre Menschlichkeit vertieft und Ihre Toleranz gegenüber Uneindeutigkeit erhöht – ein Maßstab guter psychischer Gesundheit.

Sarah hat sich dieser Herausforderung gestellt. Sie war sechzig, und ihr Mann zeigte schon seit einigen Jahren Anzeichen dafür, »nicht sich selbst« zu sein. Früher umgänglich, war er jetzt aufbrausend, früher vernünftig, reagierte er jetzt häufig gereizt. Die Krankheit nahm ihm alle seine guten Seiten. Sarah gab ihren Beruf auf und wurde seine Vollzeitbetreuerin. Als er gestorben war, sagte sie:

> »Es war eine härtere Arbeit, als ich mir je vorgestellt hatte, und das Schlimmste daran war, dass ich nie fertig wurde. Es war wie ständiger Bereitschaftsdienst. Im vergangenen Jahr habe ich kaum geschlafen. Wir haben es nicht die ganze Zeit über gut geschafft. Er war immer sehr unabhängig gewesen und stolz darauf, deshalb lehnte er meine Hilfe oft ab. Manchmal war ich völlig erschöpft und hatte keine Geduld mehr. Und doch liebten wir einander, und ich hatte versprochen, bei ihm zu bleiben, ›bis dass der Tod uns scheidet‹.«

Für sie habe der Sinn darin gelegen, so Sarah, dass sie die Aufgabe gut bewältigen konnte und dass sie fähig war, die schwere Arbeit der Betreuung zu meistern. Sie half ihrem Mann bei der Bewältigung des täglichen Lebens, indem sie ihn wusch, ihn hochhob, ihn zu Verabredungen und Terminen fuhr und die Medikamenteneinnahme überwachte. Sie erledigte auch den Haushalt, kochte und putzte. Jeden Tag erfuhr sie aufs Neue die Befriedigung, so viel leisten zu können.

Nicht alle Angehörigen würden in denselben Tätigkeiten wie Sarah einen Sinn sehen. Wahrscheinlich befriedigten sie ihr Durchhaltevermögen und ihre Kraft so sehr, weil sie eine sportliche, gesunde Frau war. Zwar ging es ihr körperlich manchmal nicht so gut – sie nahm ab und hatte Rückenprobleme –, aber trotzdem war sie belastbar genug, um mit der harten Arbeit weiterzumachen. Sarah pflegte ihren Mann fünf Jahre lang und schränkte ihre Verpflichtung ihm gegenüber nie ein. Aber sie wusste auch schon früh, dass sich in ihrer Beziehung etwas drastisch geändert hatte. Wenn sonst nichts mehr Sinn machte, fand sie einen Sinn darin, ihm so gut zu helfen, wie sie es konnte. Da sie es gewöhnt war, Probleme zu lösen, brauchte Sarah Zeit, um die Situation zu akzeptieren. Es gefiel ihr nicht, ihre Sicht einer idealen Beziehung aufzugeben, aber schließlich sah sie ihre Beziehung auf eine neue Art. Sie stellte fest, dass sie sich verändern musste, weil ihr Mann es nicht mehr konnte.

Was hilft?
In Kulturen, in denen Menschen glauben, alle Widrigkeiten überwinden zu können, wird Anpassung oder Kompromissbereitschaft gering geschätzt. Aber wir müssen uns

anpassen, bis Wissenschaftler vorbeugende oder heilende Mittel gegen Demenz gefunden haben. In der Zwischenzeit können wir von den vielen Menschen lernen, die aus der Notwendigkeit heraus entdeckt haben, wie sie sich trotz uneindeutigem Verlust anpassen und stark bleiben können.

Wenn Sie die ständigen Verluste erfahren, die zu der Krankheit Demenz gehören, versuchen Sie die Vorstellung loszulassen, zu einem Abschluss kommen zu müssen; konzentrieren Sie sich stattdessen darauf, Sinn im Widerspruch und im Paradox der Demenz zu finden.

Heute stellen Forscher und Kliniker, die sich mit Verlust beschäftigen, fest, dass wir wesentlich leichter mit der Trauer leben können, wenn wir nicht zu sehr versuchen, sie hinter uns zu lassen.[15] Und Demenz lehrt uns, dass die Tür zur Trauer niemals ganz geschlossen ist. Damit Sie die Kontrolle behalten, sollte Ihr Ziel lauten, die Uneindeutigkeit *bewusst* anzunehmen.

Auch wenn sie tot sind, vergessen wir die Menschen, die wir geliebt und verloren haben, nicht – und das bringt uns zum Thema des nächsten Kapitels, zu dem, was ich die Wahlfamilie nenne.

Ideen zur Reflexion und Diskussion

Wenn Sie über diese Ideen und Fragen nachdenken und mit anderen darüber sprechen, überlegen Sie einmal, wie diese Ihre Sicht des Abschlusses beeinflussen.

- Vergleichen Sie Ihre kulturellen Vorstellungen über Verlust und Abschluss mit anderen. Für Sie als Angehörige könnten Vorstellungen über das Leben mit unabgeschlossener Trauer hilfreich sein.
- Neigen Sie zu Beherrschung und Kontrolle oder können Sie manchmal das Leben auch so akzeptieren, wie es kommt? Können Sie akzeptieren, dass nicht alle Probleme gelöst werden können und einige Krankheiten, die Ihren geliebten Menschen betreffen, nicht rechtzeitig geheilt werden können?
- Erleben Sie durch Uneindeutigkeit Stress?
- Brauchen Sie eine definitive Lösung, um ruhig zu sein?

Denken Sie über die beiden folgenden unterschiedlichen Sichtweisen nach und diskutieren Sie darüber:

Absolutes Denken

Eine absolutistische Sichtweise schätzt Gewissheit und absolute Antworten; sie beinhaltet eine Tendenz zu Schwarz-Weiß-Denken. Im Hinblick auf Demenz wird diese Sichtweise eingesetzt, um die Situation im Griff zu behalten; sie drückt sich wie folgt aus:

- Wenn mein Wille nur stark genug ist, kann ich alles bewältigen.
- Wenn ich meine Trauer »durcharbeite«, kann ich zum Abschluss kommen.
- Wenn ich hart genug arbeite, vermeide ich Leiden.
  Wenn ich ein guter Mensch bin, muss ich in der Lage sein, meine Wut und Ambivalenz aufzugeben.
- Wenn mein Wille nur stark genug ist, kann ich zum Abschluss kommen und weitergehen.

- Mein Angehöriger ist entweder da oder er ist weg; beides gleichzeitig geht nicht.

Aus dieser Perspektive wird Trauer als rationaler, linearer Prozess gesehen; wenn Sie nur hart genug arbeiten, gelangen Sie ans Ende der Strecke, kommen zum Abschluss, und Schmerz und Leiden sind vorbei. Obwohl diese eher westliche Sichtweise des harten Arbeitens höchst erwünscht ist und geschätzt wird, wenn es ein klares Problem zu lösen gibt, existiert für manche Probleme wie die Erkrankung an Demenz einfach keine Lösung. Bis es eine Lösung gibt, könnten Sie Ihren Stress verringern, indem Sie Ihre Art zu denken erweitern.

Toleranz bezüglich Uneindeutigkeit

Wer Uneindeutigkeit toleriert, fühlt sich auch mit Zweifeln, Ungewissheit und Grauschattierungen wohl. Östliche Ansichten über Verlust und Trauer können hilfreich sein, wenn man mit jemandem lebt, der an unheilbarer Demenz leidet:

- Ein Abschluss ist nicht wünschenswert oder möglich.
- Je mehr Sie versuchen, einen Verlust zu vergessen, desto mehr beschäftigt er Sie.
- Sie müssen nicht über einen Verlust »hinwegkommen«; Sie lernen, damit zu leben.
- Abwesenheit und Anwesenheit sind in nahen Beziehungen relative Begriffe.
- Es gibt nur wenig Absolutes im Leben.
- Mit uneindeutigem Verlust zu leben bedeutet, das Paradoxe zu akzeptieren.
- Sie können einen geliebten Menschen als anwesend und abwesend zugleich betrachten.
- Verlust und Leiden sind unvermeidlich, vor allem, wenn Sie lieben und gebunden sind.
- Der Tod gehört zum Kreislauf des Lebens.

Aus dieser eher östlich geprägten Perspektive heraus können wir das Paradox von Anwesenheit und Abwesenheit leichter akzeptieren. Wir können besser mit der Demenz und ihrem uneindeutigen Verlust umgehen. Ständige Traurigkeit und Trauer, Uneindeutigkeit und Ungewissheit sind vertraut und akzeptabel. Die Unfähigkeit, zum Abschluss zu kommen, wird nicht als Versagen gesehen.

5
Die Wahlfamilie

*»Wenn Menschen Dinge als real definieren,
sind sie real in ihren Konsequenzen.«*

William Isaac Thomas, »The Child in America«[1]

Menschen im Westen leben in einer der individualistischsten Kulturen der Welt, aber »auf die Frage, was sie glücklich macht, nennen die meisten enge persönliche Beziehungen zu anderen Menschen«.[2] Menschliche Verbindungen verhindern Einsamkeit und können sogar vor Krankheit und plötzlichem Tod schützen.[3] Wenn also Familie und Freunde weit weg wohnen oder einen nicht unterstützen können, braucht man das, was ich als Wahlfamilie oder psychologische Familie bezeichne. Zwar wird Familie im Allgemeinen als biologische und rechtliche Einheit betrachtet, aber sie kann auch auf einer bewussten Wahl beruhen – ein wichtiger Unterschied für betreuende Angehörige, die sich allein fühlen. Barbara fasst es folgendermaßen zusammen:

»Die Wahlfamilie ist keine zweite Wahl gegenüber der biologischen Familie, sondern eine Erweiterung. Es ist wichtig, ›Familien‹-Mitglieder zu haben, seien diese in der Nähe, sei es, dass sie spirituell oder psychisch unterstützen. Der Ausdruck ›Wahlfamilie‹ deckt all diese Situationen ab – es ist die ›Familie‹, die wir wählen.«

Eine Wahlfamilie entsteht also aus der Verbindung von Herz und Verstand. Es kann unsere Ursprungsfamilie sein, sie kann aber auch bewusst gewählt sein, als »mentale Repräsentation der Familie«, wie die Psychologin Dorothy Becvar sagt.[4] Es sind die Menschen, mit denen Sie besondere Zeiten verbringen möchten, wie Feiertage und Feste. Es sind die Personen, mit denen Sie in guten wie in schlechten Zeiten reden möchten. Es ist jemand, der Sie wirklich mag und für Sie da ist. Ihre *Wahl*familie könnte aus Freunden, Nachbarn, dem Buchclub, einer spirituellen Gemeinde bestehen – oder auch aus anderen betreuenden Angehörigen, die am besten nachvollziehen können, was Sie leisten. Barbara, die lange Zeit ihren Mann gepflegt hat und in einer Angehörigengruppe mitmachte, fügt hinzu:

> »Wir haben alle Momente erlebt, in denen uns biologische Familienmitglieder überhaupt nicht geholfen oder unterstützt haben. Manchmal war sogar das Gegenteil der Fall. Das ist für jemanden, der seinen Partner betreut, eine niederschmetternde Erfahrung, vor allem in der Anfangszeit, wenn man noch nicht so vertraut mit der Krankheit ist. Diese Idee der Wahlfamilien, die simpel und offensichtlich zugleich erscheint … gibt denjenigen, die sich auf dieser Reise so allein fühlen, Hoffnung.«

Wahlfamilien sind keine ungewöhnliche Erscheinung – Nachbarskinder, die wie Enkelkinder sind, Freunde, die wie Geschwister sind, und Freunde, mit denen wir Urlaube und besondere Ereignisse verbringen. Solche nahen Beziehungen haben den wertvollen Zweck, soziale Unterstützung und menschliche Bindung zu gewährleisten, was absolut wesentlich ist, wenn Sie jemanden mit Demenz betreuen.

Ich möchte Sie ermutigen, Ihre Wahlfamilie kreativ zu bilden. Zunächst einmal müssen Sie verstehen, dass mit Familie nicht nur die biologische gemeint sein muss. Wenn Ihre biologische Verwandtschaft weit entfernt lebt, suchen Sie nach Möglichkeiten, wenigstens gedanklich in Kontakt zu bleiben. Immigranten tun das häufig, indem sie E-Mails, Webcams und Telefon nutzen, um in Verbindung zu bleiben. Wenn die geliebten Menschen, die Sie unterstützt haben, mittlerweile verstorben sind, denken Sie an sie und behalten Symbole von Ihnen in Ihrem Leben – einen Ring, ein Rezept, ein Foto, ein Kleidungsstück, ein Lied. Denken Sie an diese Menschen, wenn Sie Unterstützung brauchen. Was könnten sie jetzt sagen, um Sie zu ermutigen? Was würden Sie ihnen antworten?

Wahlfamilien können auch aus Gleichgesinnten in ähnlichen Kulturen bestehen. Flüchtlingsfamilien zum Beispiel, die im Ausland leben; schwule und lesbische Familien, die von ihren eigenen Verwandten nicht akzeptiert werden; Eltern, die Kinder aus einem anderen Kulturkreis adoptiert haben; Familien, in denen, aus was für Gründen auch immer, die Geschwister nicht mehr miteinander sprechen und den Kontakt abgebrochen haben. Und natürlich betreuende Angehörige, die geografisch isoliert und alleine sind. Für all diese Menschen kann die Wahlfamilie ein Sicherheitsnetz sein. Barbara stellt eine wichtige Frage: »Wählen wir einander *nur*, weil unsere biologischen Familien nicht da sind? Vielleicht wollen wir einzelne Mitglieder unserer biologischen Familie gar nicht in unserer Wahlfamilie, weil wir uns mit Menschen umgeben wollen, die empathischer und in stärkerem Maße emotional verfügbar sind.«

Betreuende Angehörige brauchen menschliche Bindungen. Sie brauchen jemanden, der für sie da sein kann, jemanden, der physisch, symbolisch oder spirituell verfügbar ist, sei es persönlich oder mit technologischen Mitteln. Und Sie allein entscheiden, was und wen Sie brauchen.

Die Notwendigkeit enger Beziehungen
Heutzutage wissen wir, dass unser Wohlergehen zusammenhängt mit unseren Verbindungen zu anderen Menschen, die uns lieben und uns unterstützen.[5] Auf der anderen Seite macht der Mangel an nahen Beziehungen unglücklich und einsam, was zu physischer Krankheit führen kann. Alle betreuenden Angehörigen brauchen eine psychologische Familie, die in guten wie in schlechten Zeiten für sie da ist, ganz gleich, ob es sich um die Ursprungsfamilie, die Wahlfamilie oder eine spirituelle Gemeinschaft handelt. Das bedeutet, dass Sie von Leuten aus der Nachbarschaft oder in den beschriebenen Gruppen und Situationen unterstützt werden. Sind Sie jedoch nicht in der Lage, das Haus zu verlassen, oder leben Sie in einer abgelegenen Gegend, dann könnte Ihre psychologische Familie auch eine virtuelle Gruppe im Internet sein, die so wichtig für Sie ist, dass Sie Ihnen vorkommt wie eine Familie.

Barbara hat diese Erfahrung auch gemacht:

»Das Konzept, physisch Zeit mit anderen Menschen zu verbringen, erfordert Zeit, die sicher nicht allen betreuenden Angehörigen zur Verfügung steht. Beziehungen sind zeitaufwändig, und sie zu erhalten ist eine der größten Herausforderungen, weil Zeit das ist, was wir am wenigsten haben. Die meisten lockern

Bekanntschaften verschwinden, und auch diejenigen, die nicht in die psychologische Familie passen, sind nur schwer aufrechtzuerhalten. Und selbst mit den Mitgliedern unserer Wahlfamilie ist oft nur ein rasches Telefonat oder eine E-Mail möglich. Ich war, so oft ich konnte, mit anderen Leuten zusammen, die mich unterstützten, aber ebenso oft fand der Kontakt nur elektronisch/virtuell statt. Und das eine war nicht zwangsläufig besser als das andere. Es hing einfach von unseren Bedürfnissen und unserer Zeit ab. Ein Merkmal unserer psychologischen Wahlfamilienmitglieder war, dass es keine ›Beziehungsbedürfnisse‹ gab. Sie waren für meinen Mann und mich einfach da – was für ein Geschenk.«

Als betreuende Angehörige braucht man von einer Familie genau das, was in allen Studien als notwendige Voraussetzung für menschliche Gesundheit beschrieben wird: Zuneigung, liebevoller Umgang, Wertschätzung, Rat und Führung, Nähe (häufiger Besuch oder physisch in der Nähe sein), zuverlässige Partnerschaft und spürbare Unterstützung.[6] Kritik, Vorurteile, Entmutigung, Spott oder Isolation hingegen braucht man *nicht*.

Meine erste Erfahrung mit der Wahlfamilie

Ich wuchs mit einer echten und mit einer psychologischen Familie auf. Mein Vater kam 1929 in die Vereinigten Staaten, wegen der Weltwirtschaftskrise ein äußerst ungünstiger Zeitpunkt. Er hatte ursprünglich nur zwei Jahre lang hier studieren wollen, danach wollte er in seine Heimat zurückkehren und heiraten. Aber die Zeiten waren schlecht für einen strebsamen jungen Mann. Er fand keine Arbeit und verdiente nicht genug Geld, um nach Hause zurückkehren zu können. Schließlich fand er Arbeit auf einer Farm in Wisconsin, verliebte sich in die Nachbarstochter und gründete eine Familie.

Seit ich mich erinnern kann, hatte ich zwei Familien: seine Mutter und Geschwister in der Schweiz, von denen er oft erzählte, und meine Mutter und uns Kinder auf einer Farm in Wisconsin. Mein Vater bemühte sich sehr, uns dort das Leben in der Schweiz mit Musik, Essen, Festen, Trachten, Literatur, Sprache und Geschichten nahezubringen – für ihn war es ein Weg, um seine weit entfernte Familie im Herzen und in den Gedanken zu behalten. Er war stolz auf seine amerikanische Staatsbürgerschaft – ich weiß noch, wie wir gefeiert haben, als er amerikanischer Bürger wurde –, aber zugleich fühlte er sich zerrissen, weil seine Schweizer Familie so weit weg war. Mangels finanzieller Mittel wie auch wegen des Zweiten Weltkriegs waren Besuche in seiner Ursprungsheimat unmöglich.

Die Erfahrungen meines Vaters als Immigrant und meine als Amerikanerin der ersten Generation waren nicht ungewöhnlich. In diesem Land leben viele Einwanderer, Heimweh und Sehnsucht nach Angehörigen, die zurückgeblieben sind, sind ganz normal. Für viele werden die fernen Verwandten Teil ihrer psychologischen Familien, und sie bieten Trost und Stabilität in schweren Zeiten.

Kurz nachdem meine Eltern beide gestorben waren, räumte ich ihr Haus und fand in einem alten Schreibtisch die Brieftasche meines Vaters. Neben den üblichen Ausweispapieren stieß ich auf etwas, das mir die Tränen in die Augen trieb. Tief in seiner Brieftasche, in einem »Geheimfach«, fand ich ein altes, verblichenes Foto von seinem Heimatort Burgdorf in der Schweiz. Man sah darauf sein Elternhaus, die Kirche und die steilen Berghänge, auf denen er mit seinen Brüdern so gerne gespielt hatte. Dieses alte Foto sagte mir, dass mein Vater 1929 zwar freiwillig sein Zuhause verlassen hatte, aber trotzdem das Symbol für seine Schweizer Heimat und seine seelisch-geistige Familie immer bei sich getragen hatte, bis zu seinem Tod einundsechzig Jahre später.[7]

Ich hatte immer gewusst, dass mein Vater sich nach seiner Familie und seinem Heimatdorf gesehnt hatte, und hier war der Beweis, verborgen in einer alten Brieftasche, die er immer bei sich getragen hatte. Seine Mutter und seine Geschwister waren seine psychologische Familie, und deshalb hatte er sie auch in seinem Leben in Amerika immer bei sich. Ich kann immer noch hören, wie er in seinem gebrochenen Englisch jungen Einwanderern sagt, dass sie nie wieder wissen würden, wo ihr Zuhause sei, wenn sie länger als drei Monate in den Vereinigten Staaten blieben.

Schon als Kind spürte ich die Anwesenheit der psychologischen Familie meines Vaters – und aus seiner Sehnsucht habe ich früh gelernt, dass es so etwas wie einen uneindeutigen Verlust gibt.

Wer gehört zu Ihrer Wahlfamilie?
Wenn ich Menschen in Therapiesitzungen frage, wie sich ihre Wahlfamilie zusammensetzt, kommt die Antwort oft wie aus der Pistole geschossen. Sie wissen sofort, wer dazugehört und wer nicht. Natürlich verändern sich mit der Zeit ihre Wahrnehmungen von Familien durch Geburten, Todesfälle und Heiraten. Doch weder Biologie noch ein Trauschein reichen als »Qualifikation« aus, um

in eine Familie aufgenommen zu werden – oder darin verbleiben zu können.

Viele meiner Klienten sind wegen Auseinandersetzungen oder Konflikten mit Angehörigen zerstritten und sprechen nicht mehr mit ihnen.[8] Die Amischen (eine täuferisch-protestantische Glaubensgemeinschaft) nennen das *Meidung* (»shunning«), eine seltene, bewusst ausgesprochene Strafe; im Grunde erleben das auch betreuende Angehörige, die mit ihrem Stress alleingelassen werden.

Es ist wichtig zu wissen, wer zu Ihrem Familienteam gehört. Wer hilft Ihnen, die Last zu tragen? Wer ist für Sie da, wenn Sie Hilfe brauchen? Wer ist für Sie da, wenn Sie jemanden brauchen, der Ihnen zuhört, Sie fährt, Besorgungen für Sie macht oder einfach nur mit Ihnen ein Gesellschaftsspiel spielt, oder Sie im Haus vertritt, damit Sie einmal ins Kino gehen können? Wenn ein Angehöriger demenzkrank ist, müssen Sie wissen, wer Ihnen den Rücken stärkt, und wenn Ihre biologischen Familienmitglieder dazu nicht bereit oder zu weit weg sind, suchen Sie sich anderswo Hilfe.

Barbara erzählt, sie habe viele Stunden in Selbsthilfegruppen verbracht, in denen über die Frustration, die Verletzungen und die Wut von betreuenden Angehörigen gesprochen wurde, die versucht haben, dies ihren Angehörigen begreiflich zu machen. »Zumindest am Anfang scheint es weniger um Unterstützung zu gehen, als vielmehr darum, den Zustand zu glauben und zu akzeptieren. Man könnte den betreuenden Angehörigen viel von ihrer Angst nehmen, wenn sie es verstünden, eine Wahlfamilie aufzubauen. Das wäre wirklich hilfreich.«

In meiner Praxis hängt ein Druck aus der blauen Periode von Picasso. Er heißt »Die Tragödie«. Eine Familie –

Vater, Mutter, Kind –, in kaltem Blau gemalt, stehen getrennt voneinander da, die Arme um sich geschlungen, als ob sie vor Kälte zitterten. Niemand berührt den anderen, nimmt Blickkontakt auf oder spricht. Man spürt förmlich die Kälte und die Einsamkeit. Ich habe das Bild hinter ein Regal geschoben, weil es so deprimierend ist, und ich ziehe es nur hervor, wenn ich einer Familie demonstrieren will, wie wenig sie miteinander verbunden ist. Dieses Bild illustriert den Albtraum von Angehörigen: Familienmitglieder, die so sehr mit ihrem eigenen Leben beschäftigt sind, dass die betreuende Angehörige weder bemerkt noch berührt noch kontaktiert wird.[9] Dies ist eine Familie, in der niemand da ist.

Um die Einsamkeit abzuwehren und Hilfe zu bekommen, wenn Sie diese brauchen, müssen Sie wissen, wer immer für Sie da sein wird und Sie bedingungslos unterstützt. Nicht immer sind es diejenigen, von denen Sie es glauben. Andere Menschen können Stellvertreter werden und Ihnen die Unterstützung bieten, die Sie von der eigenen Familie empfangen würden, wenn sie nicht so weit entfernt leben oder in Konflikt mit Ihnen stehen würde. Eigentlich ist diese Vorstellung befreiend.

Auch wenn Sie eine Wahlfamilie aufbauen, werden Sie wahrscheinlich immer noch loyal zu Ihrer biologischen Familie stehen, selbst wenn diese Ihre Bedürfnisse nicht stillt. Das ist gut. Sie denken sowohl-als-auch und lassen sich nicht auf Schuldzuweisungen ein. Familienmitglieder leben vielleicht Tausende von Kilometern entfernt, oder sie verstehen Ihre Situation einfach nicht. Wenn sie den Schmerz von uneindeutigem Verlust und den Stress, den er Ihnen verursacht, nicht verstehen, dann fehlt ihnen auch die Empathie, die Sie brauchen. Deswegen kann man niemandem einen Vorwurf machen, aber es ist dringend notwendig, dass dieses Thema ins Bewusstsein der Öffentlichkeit rückt.

So könnte Hilfe aussehen: Wenn Sie selber nicht betreuen, dann können Sie jemandem, der Angehörige pflegt, als Ersatzfamilienmitglied zur Seite stehen. Als Freundin oder Nachbar könnten Sie füreinander *da sein*, damit die betreuende Person ihre Arbeit leisten kann, ohne ihrer Gesundheit zu schaden.

Welche Rolle spielt die Empathie bei der Auswahl Ihrer Wahlfamilie?
Um es noch einmal zu wiederholen: Betreuende Angehörige brauchen von ihren Familien Zuneigung, Fürsorge, Beruhigung, Rat, Führung, Nähe, Beistand, zuverlässige Besuche und spürbare Entlastung.[10] Möglich wird das durch Empathie.

Aus klinischer Sicht ist Empathie die Fähigkeit, sich in die Gefühle, Bedürfnisse und Handlungen einer anderen Person hineinzuversetzen und sie zu verstehen. Es ist die Fähigkeit mitzufühlen, was die andere Person erlebt. Empathie ist durchaus lernbar, aber dazu müssen wir das Ego loslassen und aufhören, uns selbst in den Mittelpunkt zu stellen. Karen Armstrong schreibt, wir müssten »Empathie gewohnheitsmäßig«[11] entwickeln. Dazu gehört auch, andere so zu behandeln, wie man sich selber behandeln würde, was auch als »Goldene Regel« bekannt ist.

In fast jeder Weltreligion gibt es Grundsätze darüber, anderen zu geben und zu helfen. Für viele bedeutet die Goldene Regel nur, Gutes *zu tun*, wohingegen für andere der ethische Grundsatz darin besteht, anderen keinen Schaden zuzufügen.

Um uns empathisches Verhalten anzugewöhnen, müssen wir anerkennen, welchen enormen Dienst pflegende und betreuende Familienangehörige unserer Gesellschaft heutzutage erweisen. Das allein reicht noch nicht; als Verwandte, Freunde, Nachbarn und Mitglieder der Gesellschaft müssen wir unseren Beitrag an das Gelingen selbiger leisten. Armstrong erklärt zwar, dass »jemand anderen zu pflegen bedeutet, dass man sich selbst aufgibt«,[12] aber sie meint damit wahrscheinlich das Ego und nicht, dass man sich während des Betreuens verliert. Ihr – und mir auch – geht es darum, dass wir uns verpflichten, anderen zu helfen, weil wir mit ihnen fühlen und uns wünschen, dass auch uns geholfen wird, wenn wir es benötigen.

In jeder Nachbarschaft können wir heutzutage eine Lektion in Empathie lernen – oder über den Mangel daran. Als Gesellschaft brauchen wir mehr Empathie, nicht nur für die Kranken und Pflegebedürftigen, sondern auch, um die Gesundheit und Würde von Menschen wie Ihnen zu erhalten, die sich still und viel zu oft völlig allein um andere kümmern.

1967 schrieb Norman Paul, Psychiater und Fachmann in den Bereichen Verlust und Trauer, mit dem ich auf Familientherapie-Konferenzen häufig und gerne diskutierte: »Jeder von uns scheint ein grundlegendes Bedürfnis nach Empathie zu haben, den Wunsch nach der Intimität, die, wenn auch nur für einen Augenblick, das Gefühl von Leere und Alleinsein des Individuums auslöschen kann. Paradoxerweise wollen wir dieses Bedürfnis befriedigen, zugleich jedoch errichten wir Fassaden und Barrieren, die uns davon abhalten, von wirklichen Menschen berührt zu werden.«[13]

Das könnte erklären, warum sowohl Buch und Filmversion von Nicholas Sparks' *Wie ein einziger Tag* so populär wurden. Die Geschichte handelt von zwei Menschen, die einander bis zum Ende lieben, obwohl die Frau demenzkrank ist. Nur ab und zu kehrt ihre Erinnerung zurück, wenn ihr Mann ihr aus dem Tagebuch vorliest, das sie über ihr gemeinsames Leben geführt hat.

Vielleicht lieben die Leute solche Geschichten ja gerade, weil sie hier ohne Risiko mitfühlen können. Sie wissen, dass sie nur begrenzt Zeit mit den Charakteren verbringen müssen, etwa zwei Stunden im Film; um das Buch zu lesen, ein bisschen mehr. In beiden Fällen jedoch ist die Zeitspanne des Mitfühlens kurz. Diese Form des Mitfühlens bezeichne ich als »Zuschauer-Empathie«.

Norman Paul glaubte, dass Empathie für das menschliche Wohlbefinden so wichtig ist, dass wir es sogar in unserer Unterhaltung suchen, vor allem in Fiktion und Theater. Bei Zuschauer-Empathie empfinden wir allerdings nur relativ wenig Schmerz: Wir wissen, dass die Personen fiktional sind, dass es sich nicht um unsere Angehörigen handelt und dass alles bald vorbei ist. Wir brauchen uns um diese Personen keine weitergehenden Gedanken mehr zu machen. Deshalb hat Paul wahrscheinlich recht: Wir hungern förmlich danach, Empathie auszudrücken, tun dies aber am liebsten in einer Umgebung, in der die Geschichte zu einem tröstlichen Abschluss kommt. Danach brauchen wir nicht Zuneigung, Fürsorge, Beruhigung, Beratung, Hilfe, Besuche und greifbare Unterstützung anzubieten. Die Geschichte ist vorbei. Im wirklichen Leben jedoch gibt es kein klar definiertes Ende, wenn man eine demenzkrankte Person liebt. Und das ist unsere wahre Herausforderung: in einer Geschichte aus dem wirklichen

Leben, die nicht eindeutig, sondern beunruhigend ist, empathisch und beziehungsfähig zu bleiben.

Ich muss gestehen, ich liebe Filme oder Bücher, die einen zu Tränen rühren, aber ich habe erkannt, dass Kino und Literatur zwar die Diskussion über die Problematik, jemanden mit Demenz zu lieben, fördern, aber im besten Fall befriedigen sie doch nur zeitweilig unseren Drang zur Empathie. Wir sollten uns besser in der Nachbarschaft oder in der eigenen Familie umschauen. Dort gibt es richtige Menschen, die unser Mitgefühl und unsere Unterstützung brauchen.

~

Wenn jemand, den Sie lieben, demenzkrank ist, handelt Ihre Familie vielleicht zurückhaltend und ohne Empathie. Manche Ihrer Angehörigen wohnen weit weg und sehen nicht, wie dringlich die Situation ist. Andere leben zwar in der Nähe, gehen aber davon aus, dass ein bestimmtes Familienmitglied die Pflege übernimmt. Möglicherweise entschuldigen Sie diese sogar, argumentieren, sie seien zu sehr mit ihrem eigenen Leben beschäftigt und könnten nicht helfen. Oder es könne sowieso niemand die Pflege so gut übernehmen wie Sie.

Wenn Sie keine Familie haben, die Ihnen helfen kann, dann dürfen Sie eine erfinden. Nachbarn werden zu Großeltern, eine Freundin wird zur Schwester, der Vater eines Freundes wird zur Vaterfigur, eine Therapeutin wird zur Mutterfigur, und der Pfarrer zum spirituellen Ratgeber. Entwickeln Sie eine Wahlfamilie, die aus Gleichgesinnten besteht, die sich gegenseitig unterstützen können. Wenn bereits verstorbene Personen Sie in schweren Zeiten früher einmal getröstet haben, dann behalten Sie sie in Ihrem Herzen und Ihren Gedanken. Denken Sie daran, was sie gesagt haben und sagen Sie es zu sich selbst, als ob Sie jetzt deren Stellvertreter wären. Sich Unterstützung vorzustellen kann Stress ebenso verringern wie tatsächlich erbrachte. Viele Menschen fühlen sich auch durch spirituelle Präsenz getröstet. Sie vertrauen mir an, dass Gott immer bei ihnen ist. Und heutzutage sind Millionen von Menschen regelmäßig über das Internet miteinander verbunden – Chat Rooms, Blogs und soziale Netzwerkseiten. Gruppen von betreuenden Angehörigen werden zu Familien.

Sams Geschichte

Sam war ein kluger, starker Mann, der voller Schmerz und Verzweiflung zu mir kam. Seine Frau, früher einmal erfolgreiche Lehrerin, begann Dinge zu vergessen und traf merkwürdige Entscheidungen. Sie war nicht mehr die Frau, die er geheiratet hatte, und da die Kinder inzwischen aus dem Haus waren, hatte er das Gefühl, etwas anderes verdient zu haben. Stattdessen wurde das Leben immer schwieriger. Er musste die Führung übernehmen, doch das wollte er nicht, und seine Frau traute es ihm auch nicht zu.

»Ich stecke in der Zwickmühle«, klagte er. »Alles kommt mir so mühsam vor – und das gerade jetzt, wo ich eigentlich dachte, dass es leichter würde. Meine Frau ist nicht mehr für mich da. Sie weiß nichts mehr mit sich anzufangen, und es ist, als ob sie ... weg wäre. Ich fühle mich allein. Manchmal bin ich so böse auf sie, dass ich sie anschreie. Warum sieht sie bloß nicht, was sie mir antut?«

Ich ließ mir bestätigen, dass seine Frau tatsächlich an Alzheimer litt, und fragte Sam: »Könnte es sein, dass Sie Ihre Frau nur widerstrebend betreuen wollen? Dass Sie nicht bereit sind, die Beziehung aufzugeben, die Sie einmal hatten, die ganze Last der Arbeit allein zu tragen und womöglich auch noch Ihren Job oder Ihre Freizeit aufzugeben?«

Darauf wollte er mir nicht antworten, was ich gut verstehen konnte. Man braucht Zeit, um die Rolle als betreuender Angehöriger zu akzeptieren. »Wir tun es alle nur widerwillig«, sagte ich. Der Gedanke schien ihn zu beruhigen.

Aber Sams Verachtung und Wut gerieten außer Kontrolle und verletzten beide. Bevor er Mitgefühl empfinden konnte, musste er erst einmal lernen, sich selbst zu beherrschen und weniger starr zu denken. Er war einsam und dachte, alles richte sich gegen ihn.

»Warum sollte sie mir leidtun?«, fragte er. »Ich sollte eher ihr leidtun.«

»Könnte es sein, dass es Ihnen leichter fällt, wütend zu sein, als zu trauern?«, fragte ich ihn.

»Ja, wahrscheinlich schon«, sagte er, »aber ich werde einfach die Vorstellung nicht los, dass sie nur schauspielert und dass sie alles wesentlich besser könnte, wenn sie sich nur Mühe geben würde.« Dann lächelte er und sagte leise: »Das ist nicht realistisch, oder?«

Wir sprachen über Gerechtigkeit und darüber, wie unfair das Leben oft ist.

»Es ist zu Ihnen beiden unfair, Sam, aber das berechtigt Sie noch lange nicht, sie anzuschreien. Das muss aufhören.«

Wir schlossen einen Vertrag, in dem er versprach, seine Wut zu zügeln und stattdessen an seiner Traurigkeit und seiner Trauer um das, was er verloren hatte, zu arbeiten – eine kompetente, liebevolle, beschützende Frau sowie seine eigenen Träume vom Ruhestand. Wir redeten darüber, dass er sich emotional wappnen müsse. Statt wütend zu bleiben, weil er sich nicht mehr auf seine Frau stützen konnte, sollte er lieber stolz darauf sein, so viel Stärke zu zeigen, dass sie sich auf ihn stützen konnte. Nach und nach wuchs sein Mitgefühl. Er fand es zwar immer noch schwierig, ihre Gefühle zu verstehen und sich vorzustellen, was sie durch ihren Gedächtnisverlust durchmachte, aber mit der Hilfe seiner Schwester und einiger enger Freunde – seiner Wahlfamilie – konnte er seine Frau mit ihren Augen sehen; durch ihre beständige Unterstützung wuchs seine Empathie.

Schließlich sah Sam ein, dass sich seine Frau nicht absichtlich so verhielt, sondern dass die Krankheit sie beide beraubte. Nach monatelanger Arbeit in der Angehörigengruppe und einigen Therapiesitzungen erkannte er, dass ihr Verhalten weder seine noch ihre Schuld war. Seine Wut ließ in dem Maße nach, wie sein Mitgefühl wuchs. Sein fürsorglicher Großvater wurde diesbezüglich sein Vorbild, und er dachte oft an ihn. Die Angst seiner Frau ließ nach, und ihre Beziehung zueinander wurde »genügend gut« – zwar nicht wie früher, aber immerhin so gut, dass sie zusammen ins Kino gingen, mit Freunden aßen und bei besonderen Ereignissen Familienbesuche machten.

Ein wichtiger Punkt: Sam akzeptierte sein Los *nicht*; er gab lediglich den Glauben auf, jedes Problem lösen zu können, wenn er sich nur bemühte. Indem er seine Denkweise veränderte und sich von anderen helfen und unterstützen ließ, gewann er wieder Kontrolle über sich und seine Einstellung zur Situation.

Ideen zur Reflexion und Diskussion

Malen Sie auf ein leeres Blatt Papier einen großen Kreis, um die Grenze Ihrer Familie darzustellen. Stellen Sie die Leute, die Sie als Ihre Familie betrachten, mit Strichmännchen, Initialen oder mit Genogrammen (grafisch dargestellter Familienaufbau)[14] dar.

- Wer gehört dazu? (innerhalb der Grafik)
- Wer gehört nicht dazu? (außerhalb der Grafik)
- Wen wollen Sie bei besonderen Anlässen – Geburtstagen, Abschlussfeiern, Hochzeiten – dabeihaben?
- Wen wollen Sie an religiösen Feiertagen oder im Urlaub sehen?
- Mit wem wollen Sie in Zeiten der Freude oder des Kummers zusammen sein?
- Wem trauen Sie zu, da zu sein, wenn Sie Hilfe brauchen?
- Wer ist für Sie da, wenn Sie sich mit jemandem aussprechen müssen?
- Wer hat Sie unterstützt?
- Wer ist immer für Sie da, sodass Sie sich nicht allein fühlen müssen?
- Wer ist kognitiv und emotional für Sie verfügbar?

Wir alle brauchen jemand Vertrauten, der für uns da ist – jemanden, der die Aufgaben von Familienmitgliedern übernehmen kann, wenn die wirklichen Familienmitglieder es nicht können – wenn ein Elternteil krank ist, wenn Geschwister weit weg wohnen, wenn Söhne und Töchter für ihre eigenen Familien sorgen müssen.

6
Familienrituale, Feiern und Zusammenkünfte

»Familienrituale ermöglichen uns, Verluste in der Familie zu verarbeiten, weil sie den Lebenden Kontinuität bieten.«

Evan Imber Black, »Rituals and the Healing Process«, in: »Living Beyond«[1]

Es ist kein Zufall, dass ich dieses Kapitel schreibe, während ich mich an die Saint John's University mit angeschlossenem Kloster in Minnesota zurückgezogen habe. Die Glocken läuten regelmäßig, um die Mönche zum Gebet zu holen, zu festen Zeiten findet Unterricht statt, die Leute gehen in die Messe, und die Universitätsstudenten feiern ihren Abschluss am Ende des Jahres mit einer großen Zeremonie. Auf dem Land um den Campus herum sind die Jahreszeiten ritualisiert durch Pflanzen und Ernte und durch die Feste, die die Menschen hier feiern – Weihnachten und Hanukkah (jüdisches Lichterfest) im Winter, Ostern oder Pfingsten im Frühjahr, Erntedankfest im Herbst.

An diesem friedlichen Ort denke ich über meine Fragen zu Familienritualen nach und überlege, wie sie Menschen helfen können, ihr Leben zu leben, wenn ein geliebter Mensch demenzkrank ist. Ich mache eine Pause und gehe vom Abbey Guesthouse, wo ich geschrieben habe, zum nächsten Gebäude, um die fertigen Seiten der neuen Johannes-Bibel anzuschauen, ein einzigartiges Projekt, das die uralte Kunst der Kalligrafie und Illumination mit ebenso alten wie auch überraschend neuen Bildern mischt. Ich war überrascht – und auch zutiefst bewegt –, als ich auf einer Seite das mit Blattgold unterlegte Bild des World Trade Center in New York sah, die Twin Towers, wie sie vor 9/11 waren. Auf einer anderen

Seite waren zwischen alten Symbolen des Leidens Stränge der DNA-Doppelhelix des AIDS-Virus abgebildet. Diese modernen Symbole des Leidens, in Kombination mit den traditionellen, sind für mich die eindringlichsten Beispiele des Wandels als Instrument von modernen Ritualen.

Wenn eine Gemeinschaft von Benediktinern ihre heiligen Illustrationen für die Bibel auf den neuesten Stand bringen kann, dann müssten eigentlich auch Familien, unabhängig von ihrem Glauben, in der Lage sein, Rituale und Feiern zu verändern und anzupassen, wenn ein Krankheitsfall auftritt. Zwar existieren viele Rituale und Symbole, um beim Verarbeiten eines Todesfalls in der Familie zu helfen, aber kein Einziges hilft uns in der Trauer um den Verlust von jemandem, der noch lebt.

Eine kleine Einführung in Familienrituale
Um neue Rituale zu schaffen oder sie so anzupassen, dass sie auf Ihre jetzige Situation passen, müssen Sie zunächst einmal wissen, was für Rituale es gibt, welchem Zweck sie dienen und wie sie von Ihrer Familie und Ihrer kulturellen Umgebung beeinflusst werden.

Was sind Familienrituale?
Familienrituale sind wiederholte Interaktionen, Traditionen und Feierlichkeiten, die uns ein Gefühl der Nähe und Zugehörigkeit zu einer bestimmten Gruppe vermitteln.[2] Zu bestimmten *Interaktionsmustern* gehören gemeinsames Abendessen, Routinen beim Zubettgehen und Wochenendaktivitäten. *Familientraditionen* sind Geburtstage, Jahrestage und Familientreffen. *Familienfeste* beinhalten zum Beispiel Hochzeiten und religiöse Feiertage. Diese Ri-

tuale sind natürlich beeinflusst durch unsere Kultur und unseren Glauben, und oft werden sie von Generation zu Generation weitergegeben.[3] Familienrituale können aufwändige religiöse Feste sein, aber auch wiederkehrende tägliche Interaktionen, so wie sich zu begrüßen, wenn man kommt, und zu verabschieden, wenn man geht.[4] Als Erste entdeckten Anthropologen und Familientherapeuten die positiven Effekte von Familienritualen,[5] und heute wird in allen Studien bestätigt, dass »Familienrituale wirkungsvolle Verhaltensmuster im Familiensystem«[6] und gut für die geistige Gesundheit sind.

Manchmal können Familienrituale jedoch auch schaden. Wenn zum Beispiel bei einem Ereignis zwangsläufig Alkohol, ausfällige Sprache oder Verhalten sowie Streitigkeiten dazugehören, dann halten Sie sich lieber an Ihre Wahlfamilie, um auf gesündere Art und Weise zu feiern. Familienrituale können auch verletzend sein, wenn unnötig strenge Regeln aufgestellt werden, wer aus der Familie daran teilhaben darf – wenn zum Beispiel Kinder nicht dabei sein dürfen, wenn der Geburtstag eines Großelternteils in einem Pflegeheim gefeiert wird oder wenn eine Beerdigung stattfindet.

Wer profitiert davon?
Familienrituale haben eine symbolische Bedeutung für eine bestimmte Gruppe, deshalb können Außenseiter sie unter Umständen nicht verstehen oder davon profitieren.[7] Wie Sportmannschaften, Universitätsverbindungen, Clubs und religiöse Orden besitzen nur Familien das Insiderwissen, um die Bedeutung ihrer individuellen Rituale zu verstehen. Ihre Art zu trauern und die Toten zu ehren kann ganz anders sein als bei Ihrem Nachbarn. Und

wenn Sie Rituale durchführen, um den Verlust Ihres Angehörigen zu betrauern, während er oder sie noch lebt, verstehen Außenstehende das vielleicht nicht. Wenn Sie auf einer Beerdigung keine Tränen mehr vergießen können, wenn Sie einmal in der Woche mit einem Freund zu Abend essen, um Ihre Einsamkeit abzuwehren, verstehen Außenstehende das vielleicht auch nicht. Den Leuten in Ihrem Familienkreis jedoch, denjenigen, denen Sie am Herzen liegen, wird klar sein, dass solche Rituale Sie gesund halten.

Wie viele Rituale sollten Sie haben?
In manchen Familien gibt es viele Rituale, in anderen gar keine.[8] Gehen Sie den Mittelweg.[9] Gönnen Sie sich wenigstens ein paar Rituale – feiern Sie Geburtstage und größere Feiertage. Erlauben Sie der Demenz nicht, Ihnen gerade dann den Spaß zu rauben, wenn Sie ihn am nötigsten haben.

Wie können Familienrituale Ihnen helfen?
Obwohl traditionelle Familienrituale nicht dazu geeignet sind, mit den Verlusten bei einer Demenzerkrankung umzugehen, besitzen sie jedoch die einzigartige Fähigkeit, Widersprüche zu erfassen und zu symbolisieren – Leben und Tod, Gewinn und Verlust, Freude und Traurigkeit.[10] Mit traditionellen Ritualen wird neues Leben gefeiert oder der Tod betrauert, für einen uneindeutigen Verlust jedoch müssen sie neu entworfen werden. Hier kommen Freude und Trauer gleichzeitig zusammen, und beides muss gewürdigt werden. Wenn Rituale flexibel sind, dann können sie Ihnen helfen, sogar einen uneindeutigen Verlust zu akzeptieren, von dem Religionsge-

meinschaften und die Gesellschaft gar keine Notiz nehmen. Das hängt natürlich von Ihrer Kultur ab.

Ohne dass andere Ihre Verluste anerkennen, ist es vielleicht schwer für Sie zu trauern. Sie können sich selber kleine Rituale schaffen, mit denen Sie jeden neuen Verlust bezeichnen. Führen Sie diese Rituale mit mindestens einer weiteren Person durch, weil der Verlust wesentlich realer und auch erträglicher wird, wenn man ihn in Anwesenheit eines anderen Menschen benennt.

Durch Rituale haben Sie die Möglichkeit, den Schmerz des Verlusts und der Veränderung anzuerkennen und gleichzeitig durch Verbindung mit andern und Kontinuität getröstet zu werden.[11]

Rituale definieren von der Geburt bis zum Tod nicht nur unsere Identität, sondern auch, wer unsere Familie ist – wer dazugehört und wer nicht.[12] Bei betreuenden Angehörigen zeigen Rituale, wer zu ihrem Team gehört und wer für sie da ist, wenn sie Hilfe und Unterstützung brauchen. Sich zusammenzufinden, ob zum Sonntagsbrunch oder an einem besonderen Feiertag, vermittelt ein sichtbares Bild von Solidarität, was Sie stärken und Ihnen die Motivation geben kann, um weiterzumachen. Und ich kann es nicht oft genug wiederholen: Wenn Ihre biologische Familie nicht greifbar oder nicht in der Lage ist, Ihnen beizustehen, suchen Sie sich eine Wahlfamilie, die es kann.

Alles in allem stärken Rituale Ihre sozialen Bindungen. Wenn Sie mit anderen Menschen zusammen sind, gewinnen Sie dadurch ein Gefühl der Zugehörigkeit und der Stabilität trotz der Instabilität der Krankheit. Wenn eine Beziehung durch Demenz beeinträchtigt ist, hängt

Ihr Wohlbefinden von voraussehbaren zufriedenstellenden Beziehungen mit anderen ab.[13]

Schließlich – und dieser Punkt ist vielleicht kontrovers – glauben manche Leute, dass Familienrituale dabei helfen, das Beziehungs-»Konto« auszugleichen. Laut Ivan Böszörményi-Nagy und Geraldine Spark hatten »Familienrituale traditionellerweise etwas mit vertraglichen Verpflichtungen zwischen Menschen und zwischen Gott und den Menschen zu tun«.[14] Uralte Rituale dienten dazu, durch Opfer und Erntedank-Opfergaben ausstehende Rechnungen zu begleichen. Beerdigungszeremonien beglichen unbezahlte Rechnungen zwischen Toten und Lebenden, Hochzeitszeremonien waren auf eine gewisse Art auch geschäftliche Angelegenheiten. Aus dieser Perspektive könnte jemand, der einen Elternteil pflegt, vielleicht übereifrig handeln, weil er das Bedürfnis hat, den Eltern die Fürsorge zurückzugeben, die sie ihm als Kind geschenkt haben. Solche pflegenden Angehörigen arbeiten oft bis zur Erschöpfung.

Ich sehe allerdings auch das Gegenteil: Widerwillige Pflege, weil die Person als Kind vernachlässigt oder missbraucht worden ist von Eltern, die jetzt ihre Fürsorge brauchen. Das ist verständlicherweise eine schwierige Herausforderung, für die es keine perfekte Lösung gibt. In solchen Fällen empfehle ich häufig professionelle Pflege im Heim oder in einer demenzgerechten Wohngruppe, sodass das erwachsene Kind nicht die aktive Pflege übernehmen muss.

Ich bin zwar nicht der Meinung, dass eine ausgeglichene Bilanz *die* Lösung für Beziehungsthemen ist, aber viele Angehörige haben mir gesagt, dass sie das Bedürfnis danach haben, offene Rechnungen zu begleichen, um endlich Frieden zu finden.

Wo sollten Rituale stattfinden?
Für gewöhnlich finden Rituale zu Hause oder in einer religiösen Umgebung statt,[15] aber Familienrituale, um den unklaren und uneindeutigen Verlust bei Demenz zu betrauern, können überall stattfinden, wo Sie gerade sind – zu Hause oder an der Küste, auf einer Insel oder in den Bergen, in einem Konzertsaal oder im Theater, auf dem Land oder im Stadtpark oder in einem Garten oder einer Kapelle im Pflegeheim oder im Krankenhaus: überall dort, wo etwas symbolisch für das steht, was Sie verloren haben. Es gibt keinen »richtigen« Ort für solche Rituale, führen Sie diese durch, wann immer Sie können und mit mindestens einer weiteren Person. Spielen Sie ein Lied, lesen Sie ein Gedicht, gehen Sie einen vertrauten Weg, sprechen Sie ein Gebet, zünden Sie eine Kerze an, lassen Sie einen Ballon steigen und so weiter. Reden Sie mit Ihrer Familie und Ihren Freunden, um noch mehr Ideen zu bekommen.

Wann ist der richtige Zeitpunkt?
Man sagt uns, dass Trauerrituale zeitlich und örtlich begrenzt sind.[16] Bei Demenz trifft das jedoch nicht zu; dort gibt es keine zeitlichen oder örtlichen Begrenzungen. Es gibt ständigen Bedarf an Trauerritualen, wie ein Buch, das kein Ende hat.

Bei chronischer Trauer brauchen Sie Rituale, die jeden Verlust bezeichnen, wenn er eintritt. Warten Sie nicht mit Ihrer Trauer, bis sie gesellschaftlich gebilligt wird. Trauern Sie dann, wenn Sie einen Verlust bemerken –

wenn Ihr Angehöriger nicht mehr reisen kann, wenn er oder sie nicht mehr weiß, wer Sie sind, wenn er oder sie inkontinent wird oder nicht mehr essen kann.

Pfarrer Robin Raudabaugh sagte einmal zu mir: »Rituale zu schaffen ist nicht nur wichtig, sondern auch notwendig für unser spirituelles Leben, um Schwellen und wichtige Punkte im Leben zu markieren. Sie stehen für Neubeginn und Weitermachen – und eigentlich für alles, das wir für wichtig halten.« In diesem Kontext ist eine flexiblere Sichtweise auf Rituale wichtig; weder Zeit noch Ort sind festgelegt; es ist allein Ihre Entscheidung.

Wie beeinflusst die Kultur Familienrituale?
Kultur erschafft unser Bedeutungssystem,[17] daher formt sie auch unsere Rituale und Feste. Aber wenn nun unsere Kultur Verlust leugnet und Gewissheit höher schätzt als Uneindeutigkeit? In diesem Fall arbeitet das vorherrschende Bedeutungssystem gegen unsere besondere Situation – das Leben mit Demenz.

Kulturen haben Bedeutungssysteme, die uns helfen, unser Leiden zu verstehen. »Fatalistische Kulturen glauben, dass traumatische Ereignisse äußere Gründe haben, mit denen wir in unserem Leben ständig konfrontiert werden; Gründe und Konsequenzen verschwinden nicht.«[18] Daher braucht man Rituale und symbolische Orte, um Menschen in dunklen Zeiten beizustehen. Im Gegensatz dazu neigt unsere Kultur, die eher auf Kontrolle ausgerichtet ist, dazu, dem Opfer die Schuld zu geben. Wer keine Lösungen findet, gilt als nicht erfolgreich. Es ist wichtig zu erkennen, dass Familien Stress und Schmerz durch uneindeutigen Verlust ertragen müssen, solange Demenz nicht geheilt werden kann. Durch Verbundenheit in Ritualen und Festen wird Unterstützung besser ausgedrückt als durch Vorwürfe.

Was man nicht tun sollte

Sagen Sie Weihnachten nicht ab
Wenn ein geliebter Mensch an Demenz erkrankt ist, befinden sich Familien häufig in einer Zwickmühle. Sie wollen ihre üblichen Rituale und Feiern nicht verändern, aber oft funktionieren sie auf die alte Weise nicht mehr. Um Veränderung zu vermeiden, geben manche Familien das Ereignis ganz auf, als wären die glücklichen Zeiten ein für alle Mal vorbei. Manche Menschen können nur in absoluten Begriffen denken; sie geben auf, schließen die Tür und tun so, als ob die guten Zeiten für immer vorbei wären. Aber das Leben nach einem Verlust muss nicht so sein.

Diese Situationen eignen sich hervorragend für das »Sowohl-als-auch-Deken«. Sowohl-als-auch-Denken erlaubt Ihnen, Möglichkeiten *sowohl* für Veränderung *als auch* für weiterhin gute Zeiten zu sehen. Sie können zum Beispiel ein Fest für ein Abschlussexamen einfach in eine geeignete Lokalität verlegen. Eine Hochzeit findet in einer Krankenhauskapelle statt, sodass der demenzkranke Elternteil dabei sein kann. Zu Familienfesten bringt jeder etwas mit, und sie werden dort abgehalten, wo pflegende Angehörige und Betroffene problemlos dabei sein können. Geburtstagspartys werden an Orten gefeiert, die auch für Rollstuhlfahrer zugänglich sind. Familienurlaube finden näher an Zuhause statt, vielleicht manchmal sogar im eigenen Garten, sodass jederzeit Hilfe erreichbar ist. Verwandte, die weit entfernt wohnen, verbringen eine Woche ihres Jahresurlaubs im Zuhause des Patienten, damit die Betreuungsperson einmal in die Ferien fahren kann. Wie bei einer Staffel lösen weit entfernt wohnende Familienmitglieder einander ab, und wenn man am Ende angelangt ist, fängt der Erste wieder an. Feiertage und Geburtstage brauchen nicht an ihrem eigentlichen Datum begangen zu werden. Der Schlüssel ist Flexibilität, denn ohne sie zerbrechen Familien.

Erwarten Sie nicht, dass nur die Frauen die ganze Arbeit tun
Wir haben festgestellt, dass die meisten häuslich Pflegenden Frauen sind – aber zusätzlich wird auch noch von ihnen erwartet, dass sie die Familienrituale aufrechterhalten: die Abendessen, Geschenke und Zusammenkünfte zu organisieren. Wenn andere Familienmitglieder nicht helfend einspringen oder für eine Weile übernehmen, sind sie mit der Betreuung oft völlig überlastet. Wissenschaftler haben herausgefunden, dass Urlaub und Familienfeste das größte Konfliktpotenzial in der ehelichen Beziehung von Paaren mit alten Eltern darstellen.[19] Und sie haben festgestellt, dass Frauen am stärksten belastet sind. Um auch andere Familienmitglieder einzubeziehen, Verantwortung für die Pflichten in der Familie zu übernehmen, könnten ein paar familientherapeutische Sitzungen hilfreich sein.

Streiten Sie sich nicht mit der Familie
Familien geben Rituale und Feiern auch auf, weil sie Angst vor schmerzlichen Auseinandersetzungen haben, die oft eskalieren, wenn man eine demenzkranke Person versorgen muss. Wenn Konflikte wegen Betreuung und Pflege nicht durch rationale Diskussion gelöst werden können,[20]

kann ich wieder nur Familientherapie empfehlen. Gute Kommunikation und Teamwork kann man erlernen.

Lassen Sie sich nicht stigmatisieren
Familien geben ihre Rituale und Zusammenkünfte oft auf, weil es immer noch das soziale Stigma bezüglich Demenz gibt. Dieses Stigma ruft Peinlichkeit und Scham hervor, sodass manche betreuenden Angehörigen die demenzkranken Personen nicht in die Öffentlichkeit mitnehmen wollen. Nehmen Sie sich die Betreuungspersonen und Familien zum Vorbild, die stolz mit dem Patienten an gesellschaftlichen Ereignissen teilnehmen. Sie ignorieren Stigmatisierung und Vorurteile einfach.

Niemand muss perfekt sein. Es gibt keinen Grund zur Verlegenheit. Treten Sie dafür ein, dass alle öffentlichen Veranstaltungen zugänglich werden, und gehen Sie häufig aus.

Machen Sie nicht weiter, wenn es gefährlich ist
Deborah und ihr Mann liebten ihre jährliche Fernreise. Obwohl er an Lewy-Körperchen-Demenz litt, einer besonders heftigen Form von Demenz, die u.a. Halluzinationen verursacht, fuhren sie weiterhin jedes Jahr weg. Dieses Jahr sollte es Alaska sein. Sie wollten mit Freunden zusammen fahren, aber kurz zuvor passierte in der Familie der Freunde ein Notfall, und diese konnten die Reise nicht antreten.

> Deborah: »Ich hatte das Gefühl, das könnte unsere letzte Reise sein, deshalb wollte ich unbedingt fahren. In gewisser Weise war es wundervoll für mich, in dieser herrlichen Landschaft auf dem Schiff zu sein, aber zugleich war er auch wahnhaft und wollte die ganze Zeit

mit mir zusammen sein. Ich fühlte mich eingeengt, deshalb sagte ich: ›Ich gehe auf Deck, um etwas zu lesen.‹ – ›Kann ich mitkommen?‹, fragte er. Ich antwortete, ich müsse eine Zeit lang alleine sein. Als ich zurückkam, beschuldigte er mich, eine Affäre zu haben. Ich hatte ein schlechtes Gewissen, deshalb versuchte ich ihn zu beruhigen, aber es funktionierte nicht. Er fragte ständig weiter: ›Wo warst du? Bei einem Schönheitswettbewerb?‹ Es wurde immer verrückter, aber ich weinte nicht. Noch nicht. Ich war nur fassungslos. Es gab kein Entrinnen. Alaska zu sehen war wundervoll, aber ich war ständig angespannt, weil ich nicht wusste, was ihm als Nächstes einfallen würde. Eines Nachts schlug er mir in einem seiner Albträume ein blaues Auge. ›Was ist bloß mit unserem schönen Leben passiert?‹, fragte er in einem seiner klaren Momente. Zuerst konnte ich gar nichts dagegen tun – es fiel mir zu schwer, es zuzugeben. Schließlich aber tat ich es.«

Deborah war klar, dass ihre Tradition der Fernreisen geändert werden musste. Sie fuhren weiterhin jedes Jahr gemeinsam in Urlaub, aber jetzt nur noch in eine Hütte an einem nahe gelegenen See, wo Familie und Freunde dabei sein konnten. »Das funktionierte«, sagte sie. Heute, Jahre nach dem Tod ihres Mannes, reist Deborah wieder in weiter entfernte Länder, alleine oder mit Freunden, und nach und nach macht sie neue Erfahrungen und schließt Bekanntschaften. Damals wie heute half ihr ihre Resilienz.

Erfolgsgeschichten
Viele Menschen passen ihre Rituale an, wenn die Person, die sie für gewöhnlich vorbereitet hat, demenzkrank ist.

In der Familie kann es reibungslos funktionieren, wenn der alte Elternteil jetzt am Rand sitzt – immer noch da, aber nicht mehr in der Verantwortung. Nicht jeder Generationswechsel geht glatt vonstatten, aber es gibt auch Erfolge, wie die Geschichte einer Freundin zeigt:

»Unsere Familie musste das Weihnachtsfest neu organisieren, seit Mama einen Schlaganfall mit daraus resultierender Demenz hatte. Meine Schwester macht die Schokoladensauce nach Mutters Rezept für die Eiscreme, die es bei unserer Mutter immer gab, mein Bruder bringt die Weihnachtsnüsse mit, und ich kaufe die Geschenke für die Enkelkinder, damit Mama ihnen etwas geben kann. So halten wir an den für uns wichtigen Traditionen fest, aber Mama braucht nichts mehr dazu beizutragen. Das gibt mir auch Hoffnung, dass unsere Tradition noch bestehen wird, wenn sie nicht mehr bei uns ist – das gehört zu meinem neuen Hoffnungsdenken.«

Wenn Sie flexibel sind und akzeptieren können, dass mit der Erkrankung Veränderungen einhergehen, dann brauchen die guten Zeiten mit der Demenzerkrankung nicht vorbei zu sein. Familienrituale und Feste vermitteln ein Gefühl von Kontinuität und Vorhersagbarkeit, was wiederum unser Gefühl des Geborgenseins und der Stabilität verstärkt. Treffen Sie sich regelmäßig, ganz gleich, ob es sich um Ihre biologische oder um Ihre Wahlfamilie handelt. Es ist wichtig, dass Sie sich auf dieser langen, schwierigen Reise nicht allein fühlen.

Ideen zur Reflexion und Diskussion

- Zu Familienritualen zählen gemeinsames Essen, Schlafenszeit-Routinen und Freizeitaktivitäten am Wochenende; Geburtstage, Jahrestage und Familienzusammenkünfte; auch Feste wie Hochzeiten und religiöse Feiertage.[21] Es können große oder ganz einfache Ereignisse sein, aber es sollte zumindest noch eine weitere Person dabei sein.
- Es gibt zwar keine spezifischen Rituale zum Betrauern uneindeutiger Verluste wie Demenz, aber wenn Sie eine Möglichkeit schaffen, den Verlust zu akzeptieren und den geliebten Menschen zu ehren, wird Ihr Verlust real, sodass auch andere ihn anerkennen können.
- Familienrituale können schädlich sein, wenn sich dabei jemand verletzen kann oder wenn sie zu starr sind, sodass nicht jeder teilnehmen kann.
- Suchen Sie sich Menschen, die Ihnen helfen, neue Rituale auszudenken, andere Angehörige oder enge Freunde, Menschen, die empathisch sind und verstehen, was Sie durchmachen. Diese können auch Teil Ihrer Wahlfamilie sein.
- Für die betreuenden Angehörigen zeigen Rituale, wer zu ihrem Team gehört und wer für sie da ist, wenn sie Hilfe oder Unterstützung brauchen.
- Betreuende Angehörige brauchen ständig Trauerrituale, weil auch die Verluste bei Demenz ständig zunehmen.
- Betrachten Sie einmal Ihre Kultur, Ihren religiösen Glauben und Ihre persönlichen Werte. Was passt zu Ihren Werten und Ihrem Glauben, um jemanden zu betrauern, der noch da ist?
- Markieren Sie jeden Verlust mit einer Blume, einer Kerze, einem Lied, einem Gedicht, einem Ballon, den Sie zum Himmel aufsteigen lassen, einem Papierschiffchen, das Sie aufs Wasser setzen, oder einer neuen Pflanze im Garten. Tun Sie etwas, das Ihren ganz speziellen Verlust symbolisiert.
- Welche Rituale haben Ihren Stress verringert? Welche haben Sie ausgeschlossen oder wurden abgesagt?

- Denken Sie über Ihre Rollen an Familienritualen und Feiern nach. Sind sie zu starr? Kann Ihre Familie sie flexibler gestalten?
- Listen Sie auf, was Ihre Teilnahme (und die Ihres Angehörigen) einfacher machen würde. Sagen Sie einem Familienmitglied, was verändert werden muss.
- Suchen Sie sich jemanden, mit dem Sie sich idealerweise täglich (oder mindestens einmal pro Woche) zum Essen, zum Spaziergang oder einfach nur zum Plaudern treffen.

7
Sieben Richtlinien für die Reise

»Es gibt nur ein einziges Mittel. Gehen Sie in sich.«

Rainer Maria Rilke, »Briefe an einen jungen Dichter«[1]

Ihre Reise als betreuende Angehörige erfordert, dass Sie zwei widersprüchliche Vorstellungen miteinander verbinden können, nämlich die Tatsache, für sich selbst und gleichzeitig für jemand anderen zu sorgen.

Wenn Sie jemanden pflegen, den Sie lieben, so bedeutet das, dass Sie unvollkommene Lösungen akzeptieren müssen: Sie müssen loslassen können, sodass jemand anderer für kurze Zeit die Pflege übernimmt, während Sie sich ein wenig Freizeit gönnen, und vielleicht müssen Sie Ihren geliebten Menschen sogar in einem Pflegeheim unterbringen. Auf die Frage, wie man jemanden gut pflegt, gibt es viele Antworten; dazu gehört auch, dass Sie sich um sich selber kümmern.

Die Art und Weise, wie pflegende Angehörige sich um sich selber kümmern, spiegelt natürlich kulturelle Unterschiede wider. Religion, sozioökonomischer Status, geografische Regionen, Geschlecht, ethnische Zugehörigkeit und Alter beeinflussen die Meinung und Einstellung zum Pflegen.[2] Wir wissen bisher, dass die frühen Phasen der Erkrankung, sogar schon vor der Diagnose, sehr stressreich für Angehörige sind[3] und dass großer, chronischer Stress nicht gut für die Gesundheit der Pflegenden ist.[4] Am meisten wird Sie jedoch überraschen, dass der Stress auch der Person schadet, die Sie pflegen. Das heißt, je gestresster Sie sind, desto unberechenbarer wird das Verhalten der demenzkranken Person.[5] Das ist vielleicht die beste Motivation für Sie, sich um sich selbst zu kümmern.

Konzentrieren Sie sich einmal auf sich und Ihre Erfahrung. Machen Sie sich Gedanken über die folgenden Begriffe: über Sinn, Kontrolle, Identität, Ambivalenz, Bindung und Hoffnung. Denken Sie alleine über die Bedeutung, die diese Worte für Sie haben, nach, aber sprechen Sie auch mit anderen darüber. Sie können auch mit Therapeuten darüber reden.

Es handelt sich bei den nachstehenden sieben Richtlinien um Anregungen, nicht um eine Liste von Punkten, die Sie in einer bestimmten Reihenfolge abarbeiten müssen. Einen klaren Termin gibt es auch nicht. Beim Leben mit Demenz und ihrem uneindeutigen Verlust funktionieren flexible Richtlinien besser, deshalb müssen Sie die Reihenfolge der sieben Richtlinien auch nicht einhalten. Sie brauchen auch nicht jeder gleich viel Aufmerksamkeit zu schenken. Passen Sie sie Ihren Bedürfnissen an. Ihr Ziel ist nicht Perfektion, sondern so gut wie möglich auf sich aufzupassen, auf dieser langen, anstrengenden Reise.

Richtlinie eins: Suchen Sie nach Sinn
Sinn sieht man nur in einer Erfahrung, die man auch versteht. Bei Demenz mit ihrer Mehrdeutigkeit fällt das Verstehen besonders schwer. Wenn Ihr geliebter Mensch da und doch nicht da ist, und dieser Zustand andauert, dann kann man nur schwer einen Sinn in der Beziehung sehen. Alles, was Sie glaubten, im Griff zu haben, ist jetzt verwirrend. Trotz dieser Verwirrung ist es jedoch wesentlich, Sinn zu finden, um nicht in Hilflosigkeit und Hoffnungslosigkeit zu versinken. Und wie geht das? Indem

Sie zwei Ideen gleichzeitig akzeptieren: Ihre Beziehung ist auf seltsame Art verloren – und doch besteht sie noch.

Um sich mit dualem Denken wohlzufühlen, muss Ihre Einstellung stimmen. Wenn Sie glauben, dass Menschen entweder abwesend oder anwesend und nicht beides zugleich sein können, dann funktioniert diese Art zu denken für Sie vielleicht nicht. Aber ich bitte Sie, es doch einmal zu versuchen. Es ist wirklich eine sinnvolle Art und Weise, um die Situation zu verstehen, wenn die Person, die Sie lieben, demenzkrank ist. Wenn Sie erst einmal akzeptiert haben, dass Ihr Leben aus Widersprüchen besteht, können Sie auch damit leben.

Es dauert also seine Zeit, den Sinn zu finden. Oft erkennt man ihn erst, wenn man seine Geschichte aufschreibt oder jemandem erzählt. Christopher Buckley, der Sohn von William F. Buckley, ist einer von siebenundsiebzig Millionen aus der Generation der Babyboomer, der versucht, die Pflegeerfahrung mit den alten Eltern zu verstehen. In »Losing Mum and Pup« beschreibt Buckley sehr treffend, was er empfand, als seine früher so unabhängigen Eltern völlig abhängig von ihm wurden.

> Christopher Buckley: »Er klammerte sich an meinen Arm. Es zerriss mir das Herz. Das war Neuland für mich: der Vater, dem ich zu seinem eigenen Besten etwas verbieten musste. Mit jeder Faser des Seins neigt man dazu, die Wünsche der Eltern zu erfüllen. Es ist gegen die Natur, zu jemandem Nein zu sagen, der dich großgezogen hat, dich vom ersten Tag an gekleidet, gefüttert hat – nun ja, selbst wenn wie in Pups Fall diese täglichen Pflichten eher seltener erfüllt wurden, dann hat man trotzdem das Gefühl, gegen das vierte Gebot –

Du sollst Vater und Mutter ehren – zu verstoßen. Das ist das niederschmetternde, schreckliche tägliche Schicksal der Kinder von Alzheimer-Patienten. ›Nein, Mum, wir stecken die Finger nicht in den Mixer, okay?‹«[6]

Für einen Sohn oder eine Tochter ist es schwer zu begreifen, dass sie die früher einmal so kompetenten Eltern jetzt versorgen müssen. Buckley blickte zu seinen berühmten Eltern auf – sie bestanden darauf –, und jetzt waren sie völlig abhängig von ihm.

Ich erzähle Ihnen diese Geschichte, weil wir vielleicht vergessen, dass alle Menschen möglicherweise davon betroffen sein können, jemanden pflegen zu müssen. Es ist für jeden schwierig. Und es dauert seine Zeit, das stressige Paradox des Kindes, das jetzt seine Eltern betreut, zu begreifen.

Auch Mary stand unter Stress, aber sie kämpfte darum, die Beziehung zu ihrem einst brillanten Mann zu verstehen, der demenzkrank wurde. »Es spielt jedoch eigentlich keine Rolle, wie es genannt wird; er ist einfach nicht mehr er selbst. Ich weiß nicht, was ich tun soll.«

Marys Mann war ein äußerst erfolgreicher Arzt gewesen, und jetzt konnte er noch nicht einmal mehr die Spülmaschine einräumen. Er war ihr und anderen gegenüber immer freundlich und hilfsbereit gewesen, aber nun wurde er immer mürrischer und verschlossener. »Ich vermisse ihn«, sagte sie. »Meine Familie drängte mich, einen Test zu machen, und jetzt kommt zu seiner Erkrankung noch hinzu, dass ich Depressionen haben soll.«

Die Diagnose war für sie niederschmetternd. So wie ich Mary kannte – sie hatte ein riesiges Netzwerk von Freunden, Familie und Selbsthilfegruppen, sie hatte Energie, war optimistisch und humorvoll –, war ich mir gar nicht so sicher, dass sie depressiv war. Es lag allerdings auf der Hand, dass sie traurig war und trauerte.

»Ich halte Sie nicht für depressiv«, sagte ich, »aber Sie sind traurig, und dazu haben Sie auch das Recht.«

Mary seufzte erleichtert.

»Sie verlieren Ihren wundervollen Mann Tag für Tag, und Sie trauern um diesen Verlust. Das ist ganz normal.«

Für Mary bedeutete die Diagnose Depression, dass ihr etwas fehlte, und meine Worte entlasteten sie, und sie konnte mit dem, was auf sie zukam, besser umgehen. Mit der Wertschätzung anderer konnte sie dualistisch denken. »Ich hasse es, was die Demenz mit ihm und mit meinem Leben gemacht hat, aber mein Leben ist trotzdem noch viel besser als das Leben der meisten anderen in dieser Situation. Ich freue mich an dem, was wir noch tun können, und die Hilfe und Unterstützung der vielen wundervollen Menschen, die mir diese lange Reise mit ihrem Mitgefühl erleichtern, tröstet mich.«

Als Mary ihre Traurigkeit und ihre Wut anerkannt hatte, entwickelte sie eine bessere Belastbarkeit, und sie konnte beide Seiten ihrer Situation akzeptieren, das Gute und das weniger Gute.

Nicht jeder bewertet die Diagnose Depression so wie Mary, aber viele betreuende Angehörige berichteten mir, wie wenig sie es mochten, als »krank« bezeichnet zu werden. Es ist ihnen oft peinlich, als depressiv zu gelten. Für sie bedeutet es, versagt zu haben, als ob sie nach einer solchen Beurteilung nicht mehr so gut für ihren kranken Angehörigen sorgen konnten.

~

Es überrascht mich immer wieder, wie unterschiedlich Menschen Sinn finden.[7] Trauer ist ein oszillierender Prozess, niemals ganz beendet, sondern er äußert sich in einem Auf und Ab von Traurigkeit. Mit der Zeit tritt die Traurigkeit seltener auf, und höchstens an Jahrestagen oder bei wichtigen Ereignissen im Leben wird sie wieder stärker.

Als ich das mit der Oszillation der Angehörigengruppe erklärte, sagte ein Mann, der hinten saß: »Ich bin Ingenieur, doch heute lerne ich hier Dinge, die ich im Studium nicht gelernt habe. Aber die Vorstellung von Oszillation macht Sinn, und sie hilft mir zu verstehen, was ich durchmache.«

Für ihn lag die Bedeutung in der Fachsprache des Ingenieurswesens. Andere verstehen es vielleicht über Poesie und Musik. Und wieder andere durch religiöse Geschichten – wie die Geschichte von Hiob, der letztlich trotz seines gewaltigen Verlusts glücklich wurde. Ganz gleich, wie Sie in Ihrem Verlust Sinn finden, ganz wichtig ist es, Geduld zu haben.

Richtlinie zwei: Kontrolle und Akzeptanz ausbalancieren
In einer Kultur, die Kontrolle und Problemlösungen schätzt, gilt es als Versagen, wenn man Uneindeutigkeit akzeptiert. Da es keine Gewissheit darüber gibt, wie lange jemand mit Demenz leben kann, sind Sie vielleicht versucht, absolut zu denken – so zu tun, als sei Ihr geliebter Mensch schon aus Ihrem Leben verschwunden, oder zu leugnen, dass etwas nicht stimmt. Aber mit absoluten Antworten machen Sie sich selbst etwas vor, und dadurch

entsteht noch mehr Stress und keine Resilienz. Es ist besser, wir lernen Uneindeutigkeit zu tolerieren und darauf zu vertrauen, dass schon alles gut wird, auch wenn wir zum jetzigen Zeitpunkt nicht verstehen können, wie das gehen soll.

Auch wenn wir nicht kontrollieren können, was um uns herum vorgeht, so können wir doch immer noch unsere Gedanken, Reaktionen und unser inneres Selbst beherrschen. Die spirituelle Stärke dazu erhalten wir auf unterschiedliche Weise: durch Gebet, Meditation, Musik, Poesie und andere kreative Ausdrucksformen. Manche finden innere Kontrolle, indem sie ihren Körper sportlich und ihren Verstand intellektuell beherrschen – beides auf achtsame Art und Weise. Helen, von der ich bereits berichtet habe, die Langzeit-Betreuende, die schlechte Nachrichten in ihre Tasche steckte, bis sie mit diesen umgehen konnte, fand noch einen weiteren Weg, um die Kontrolle zu behalten: Sie setzte das ein, was ich als »funktionale Verdrängung« bezeichne. Als Helen erfuhr, wie ernst die Demenz ihres Mannes war, glaubte der Arzt, sie höre ihm nicht zu. Er sagte ihr das auch, aber sie war gekränkt. Ihre zeitweilige Verdrängung war eine bewusste Aktion. Sie wusste, was sie tat. Auf kreative Art und Weise fand sie einen Weg, um an einer Stelle die Kontrolle zu behalten, während sie diese an einer anderen verlor.

Ganz gleich, wie sehr wir uns bemühen oder wie gut wir sind, das Leben verläuft nicht immer so, wie wir es uns vorstellen. Auch guten Menschen widerfährt Schmerzhaftes wie eine Demenzerkrankung.[8] Wie können Sie in einem solchen Fall die Kontrolle behalten? Denken Sie an das Gelassenheitsgebet, in dem es heißt: »Gott, gib mir die Gelassenheit, die Dinge anzunehmen, die nicht geändert werden können, den Mut, die Dinge zu ändern, die geändert werden sollten, und die Weisheit, das eine vom anderen zu unterscheiden.«[9]

Um die Kontrolle zu behalten, müssen Sie das, was Sie kontrollieren können, von dem trennen, was Sie nicht kontrollieren können. Wenn Sie alles ausprobiert haben und Sie nichts mehr tun können, dann lassen Sie sich treiben. Nehmen Sie die Uneindeutigkeit an. Das Leben ist eben nicht immer fair – es geht nicht alles nach Ihrem Kopf, aber das ist nicht Ihre Schuld. Sie machen alles so gut, wie Sie können.

Je nach Ihren Gewohnheiten passen Sie Ihr Bedürfnis nach Kontrolle an. Manche Menschen müssen die Zügel anziehen, andere müssen sie locker lassen. Das Ziel ist es zu wissen, *wann* Sie es tun müssen. Manchmal müssen wir uns besonders anstrengen, um ein Problem in den Griff zu bekommen, aber manchmal sollten wir unser Bedürfnis nach Beherrschbarkeit auch ein wenig zurückstellen. Und über diese Verhaltensweise haben wir Kontrolle.

Je mehr Sie nach Beherrschbarkeit und Kontrolle streben, desto gestresster werden Sie sein, wenn Verluste uneindeutig bleiben, wie das bei Demenz der Fall ist. Um Ihren Stress zu verringern, sollten Sie sich etwas suchen, was Sie kontrollieren *können*, ganz gleich, wie klein es ist. Wie wäre es zum Beispiel mit einem Abendessen mit einer Freundin an einem *festen* Tag in der Woche oder dem *ungestörten* Genuss einer Fernsehsendung? Oder vielleicht eine Hilfe, die an einem *festen* Tag in der Woche kommt, um Sie zu entlasten? Machen Sie sich Ausgehen, Feiern, Rituale und Zusammenkünfte leicht. Rufen Sie ein Familientreffen ein und bestehen Sie auf Hilfe, damit Ihr Leben nicht immer nur von Demenz kontrolliert wird.

In einer Kultur der Beherrschbarkeit brauchen wir etwas, was wir kontrollieren können, um das auszugleichen, was unserer Kontrolle entgleitet. Wenn wir das nicht haben, fühlen wir uns gefährlich hoffnungslos.

Richtlinie drei: Entwickeln Sie Ihre Persönlichkeit weiter
Wer sind Sie, nun, da die Demenz in Ihre Beziehung eingedrungen ist? Sind Sie immer noch das Kind Ihrer Mutter, wenn sie sich nicht mehr an Ihren Namen erinnern kann? Sind Sie immer noch verheiratet, wenn Ihr Mann Sie nicht mehr erkennt? Wer ist jetzt Ihre Familie?

Wenn wir nicht deutlich bestimmen können, ob ein geliebter Mensch noch in unserem Leben ist, wird auch unsere Identität unklar. Der Mann, dessen Ehefrau ihn nicht mehr erkennt, fragt sich, ob er noch verheiratet ist; er fühlt sich nicht so. Die Tochter einer demenzerkrankten Mutter fragt sich, ob sie immer noch die Tochter ist oder eher die Mutter ihrer Mutter. Es herrscht Verwirrung. Ohne die konkrete Bestätigung des Verlusts werden der eigene Status und die Rollen unklar, verursachen selbst bei der stärksten Persönlichkeit Angst. Sie müssen Ihre Identität neu definieren, um sich der Uneindeutigkeit anzupassen. Sicher keine leichte Aufgabe, aber sie kann bewältigt werden.

Maria hat es geschafft. Sie sah sich selbst als Betreuerin ihrer Mutter, aber manchmal bestand die Mutter auf ihrer angestammten Rolle: »Denk daran, ich bin immer noch deine Mutter!« Maria ertrug diese Situation mit Humor. Sie wusste, dass sie die Verantwortung trug, aber sie ließ ihrer Mutter die gelegentlichen Proteste durchgehen, weil sie sie an ihre frühere Identität als Tochter erinnerten. Sie brachten gute Erinnerungen mit sich und zauberten ihr ein Lächeln ins Gesicht.

Das Sowohl-als-auch-Denken hilft Ihnen, Ihre Identität neu zu gestalten. Sie sind sowohl Kind als auch Elternteil für einen Elternteil. Sie fühlen sich vielleicht sowohl verheiratet als auch nicht verheiratet. Es steigert nur Ihren Stress, auf einer absoluten Identität zu beharren, wenn ein Angehöriger demenzkrank ist.

Definieren Sie Ihre Rollen neu. Als Ehefrau sind Sie jetzt vielleicht auch noch das Familienoberhaupt, die Ernährerin, die Geldverwalterin und Chauffeuse. Als Ehemann sind Sie der Versorger, der Koch, der Hausmann, zusätzlich zu allem, was Sie vorher schon waren. Was zuvor als Frauen- oder Männerarbeit angesehen wurde, ist jetzt die Arbeit der gesünderen Person, wer auch immer das ist. Diese Arbeiten sollten jedoch nicht nur an die Frauen in der Familie delegiert werden.

Stellen Sie sich selber diese Fragen: Wer darf in meiner Familie was machen? Gehen wir als Team an die Sache heran, oder wird von mir erwartet, dass ich alles alleine mache? Wie sehen die unausgesprochenen Regeln in meiner Familie aus? Gibt es zum Beispiel in meiner Familie die unausgesprochene Regel, dass nur weibliche Familienmitglieder betreuen können? Sind bestimmte Personen von der Betreuung ausgenommen? Warum? Können wir in unserer Familie über Veränderung reden? Machen Sie sich die Regeln bewusst und stellen Sie diese infrage. Oft muss eine neue Regel für Teamwork gefunden werden, sodass die Betreuung nicht nur auf den Schultern einer einzigen Person lastet. Bei diesen Gesprächen müssen Männer und Jungen ebenso dabei sein wie Frauen und Mädchen. Denken Sie darüber nach, wie Sie sich jetzt sehen. Wer sind Sie, außer dass Sie jemanden betreuen?

Stellen Sie sich diese Fragen: Ist es richtig für mich, dass ich mit Freunden ausgehe, wenn ein Angehöriger demenzkrank ist? Fühle ich mich noch wie ein Sohn oder eine Tochter? Wie eine Ehefrau? Ein Bruder? Wie soll ich agieren? Wer soll ich sein? Jeder wird darauf andere Antworten geben, aber das Ziel ist, das zu tun, was den Stress senkt und hilft, flexibler zu werden.

Bevor wir zum nächsten Punkt übergehen, noch ein paar Dinge, die Sie beachten sollten, wenn Sie Ihre Identität neu definieren. Wenn Ihre Familie oder die Gesellschaft die Krankheit Demenz stigmatisiert, widersprechen Sie dieser Einstellung; sie ist aus Ignoranz entstanden. Demenz ist nicht ansteckend, und niemand ist schuld daran. Wenn Ihre Familie oder die Gesellschaft der Meinung ist, nur Frauen sollten betreuen, widersprechen Sie dieser Auffassung. Sie ist zu starr und unfair. Wenn Frauen nicht nur im Berufsleben stehen, sondern sich zusätzlich auch noch um die Kinder, die Kranken und die Sterbenden kümmern müssen, dann sind sie völlig überlastet. Auch Männer und Jungen müssen helfen. Und wenn Ihre Familie oder die Gesellschaft glaubt, dass Kinder und Jugendliche demenzkranke Personen nicht besuchen sollten, dann werden sowohl Patient als auch Betreuende zu Unberührbaren.

Richtlinie vier: Mit gemischten Gefühlen leben
Gemischte oder ambivalente Gefühle sind typisch, wenn Sie jemanden lieben, der demenzkrank ist. Wenn Sie diese Gefühle nicht anerkennen, können vor allem die nega-

tiven Emotionen plötzlich als Wut oder, noch schlimmer, gewalttätiges Verhalten ausbrechen. Das ist nicht akzeptabel. Gemischte, zwiespältige Gefühle sind normal, aber sie dürfen nicht die Oberhand gewinnen.

Wenn Sie einen demenzkranken Angehörigen betreuen, ist es normal, Wut und Schuld zu *fühlen*. Auch der Wunsch, dass alles vorbei sein möge, ist normal, aber es ist wichtig, dass Sie mit anderen Angehörigen oder Therapeuten über solche Wünsche sprechen. Das verhindert, dass Probleme entstehen. Es ist verständlich, dass Sie Wut empfinden, aber es ist inakzeptabel, wenn Sie sich selbst oder die Person, die Sie pflegen, verletzen. Reden Sie offen mit einem Therapeuten oder Gleichgesinnten über Ihre schlimmsten Gefühle. Sie werden überrascht sein, wie viele andere ab und zu das Gleiche gegenüber der Person empfinden, die sie pflegen. Auch der Wunsch, dass »es« vorbei sein soll, ist typisch, aber die Herausforderung liegt darin, die Ambivalenz zu erkennen und damit umzugehen.

~

Sarahs Mutter ist demenzkrank, und Sarah kam zu mir, weil sie zutiefst beunruhigt war. »Manchmal wünsche ich mir, dass es vorbei wäre, dass sie stirbt. Ist das normal? Ich habe Schuldgefühle, wenn ich so etwas denke. Aber Mama bekommt gar nichts mehr mit. Wünsche ich mir das um meinetwillen oder für sie? Ich weiß es nicht. Ich weiß nur, dass ich in der letzten Zeit ständig Schuldgefühle habe.«

Diese Gefühle sind typisch, deshalb sagte ich zu ihr: »Zuerst einmal, es ist normal, jemandem den Tod zu wünschen, wenn er leidet. Ich stelle Ihnen folgende Frage, Sarah: Wissen Sie, ob Ihre Mutter Schmerzen hat oder sonst irgendwie leidet? Können Sie das von ihrem Arzt erfragen?« Das brachte uns auf die zweite Frage: »Wünschen Sie sich ihren Tod um Ihretwillen, weil Sie leiden?«

Die Antwort auf diese Frage lautet: »Ja.«

Ich erläuterte Sarah, dass dies häufig vorkomme: »Wir leiden unendlich, wenn jemand, den wir lieben, zu leiden scheint. Ihr Schmerz ist unser Schmerz. Aber es liegt an uns, wie wir mit unserem eigenen Schmerz umgehen.«

~

Leiden gehört zum Leben, auch wenn manche Menschen das Glück hatten, davon verschont zu bleiben. Wir müssen widerstandsfähig genug sein, um den Schmerz des Verlusts auszuhalten. Zu denken, dass jemand nicht leiden soll, ist der »egoistische Wunsch von jemandem, der seinen Kopf durchsetzen will«.[10] Bei Demenz müssen wir jedoch lernen, dass *nichts* nach unserem Kopf geht.

Richtlinie fünf: Festhalten und loslassen
Die Bindung an den geliebten Menschen besteht bei Demenz nach wie vor, aber die Beziehung hat sich grundlegend geändert.[11] Aufgrund der Erkrankung ist sie jetzt einseitiger geworden. Die Verbindung wird zunehmend schwieriger. Da ein Abschluss nicht möglich ist, müssen Sie Ihre Wahrnehmung von Bindung zu sowohl als-auch verändern: der Mensch, den ich liebe, ist da und doch so fern.

Die Bindung anzupassen bedeutet, den Mittelweg zu gehen. Sie betrachten Ihre Beziehung nicht als zerbrochen, aber Sie leugnen auch nicht, dass sie weniger sicher ist. Wenn Sie diesen Mittelweg beschreiten, fragen Sie sich wiederholt: »Was für ein Verhalten würde in diesem oder jenem Fall mein geliebter Mensch von mir erwarten?« Ihn oder sie in Ihrer Wahlfamilie zu belassen ist hilfreich und kann manchmal Trost und Führung für Sie sein.

Zwar haben weder Sie noch der Patient Schuld daran, aber Ihre einst sichere Bindung ist jetzt von Angst und Sorge erfüllt. Ihr geliebter Mensch verschwindet im Zeitlupentempo, und Sie bleiben zurück. Um alles noch verwirrender zu machen, gibt es manchmal eine kurze Rückkehr ins Normale. Dann bekommen Sie wieder Hoffnung oder fühlen sich schuldig, weil Sie aufgegeben hatten. Angehörige sagen mir, dass sie diese kurzen Momente der Wiedervereinigung lieben, aber zugleich tragen diese kostbaren Augenblicke auch zu ihrer Angst und ihrem Stress bei.

Eine Freundin berichtete mir einmal, dass sie sich manchmal schuldig fühlt, weil sie ihre Mutter nicht immer so lieben kann wie früher. Zwar wird Bindung durch Demenz oft zerrissen, aber wir haben trotzdem eine Wahl. Wir können diese Person aus unserem Leben ausschließen, als ob sie bereits gegangen wäre – oder wir können uns auf eine teilweise Beziehung einlassen, eine, die keineswegs perfekt ist. Letzteres ist die bessere Wahl, erfordert aber tiefere Menschlichkeit.

Wenn Sie eine zeitweilige Beziehung akzeptieren, so heißt das, dass Sie die demenzkranke Person weiter besuchen, mit ihr sprechen und sich um sie kümmern. Sie wissen, dass diese beeinträchtigte Beziehung ein Resultat der Krankheit und nicht ihre oder die Schuld der kranken Person ist. Solche engen Beziehungen sind natürlich schmerzlich, deshalb müssen Sie in dieser Zeit auch sichere Bindungen mit anderen pflegen – mit Freunden und Verwandten, die für Sie da sein können.

Manche Angehörige berichten, dass sie sich schuldig fühlen, wenn sie sich mit Freundinnen und Freunden oder Gleichgesinnten treffen. Schuldgefühle sind wahrscheinlich nicht zu vermeiden, aber Sie können lernen, damit umzugehen, weil die Angst vor dem Entstehen neuer Freundschaften Sie weniger schwächt als die Depression, die Sie ereilen kann, wenn Sie sich isolieren.

Richtlinie sechs: Neue Hoffnungen und Träume finden
Alle brauchen Hoffnung, um stark zu bleiben, aber Sie brauchen dazu eine gute Portion Fantasie, um sie während der Betreuung einer demenzkranken Person zu finden.

Überlegen Sie einmal mit anderen Leuten, wem es ähnlich geht und wer sich in Sie hineinversetzen kann. Reden Sie mit jungen Familienmitgliedern. Sie sind oft freier und einfallsreicher. Es ist wichtig, dass Sie während der Betreuung auch dazu in der Lage sind, sich vorzustellen, wie Ihre Zukunft aussehen könnte – mit neuen Verbindungen, neuen Hobbys, neuen Reiseplänen, neuen Fähigkeiten und neuen Beziehungen.

Hoffnung entsteht auch, wenn Sie Frieden mit der Uneindeutigkeit in Ihrem Leben schließen. Wenn Ihre Toleranz gegenüber unbeantworteten Fragen wächst, stellen Sie vielleicht fest, dass sich Ihre Spiritualität vertieft. Sie vertrauen mehr ins Unbekannte, und Ihr Bedürfnis nach Gewissheit ist nicht mehr so ausgeprägt. Das eröffnet Ihnen neue Möglichkeiten. Sie lachen einfach über absurde Situationen; Sie kontrollieren nicht mehr so viel und werden geduldiger.

Auf der Suche nach neuer Hoffnung erfahren Sie Spiritualität auf Ihre eigene Art, ob durch Religion, Natur, körperliche Aktivitäten, Sport oder die Künste, wie Musik, Theater, Gemälde und Poesie. In der Gemeinschaft mit anderen finden Sie am ehesten etwas, das Ihnen bei der Suche nach neuen Hoffnungen und Träumen hilft.[12]

Vielleicht finden Sie nie einen Sinn in Ihren Verlusten durch die Demenzerkrankung, aber zu wissen, dass manche Verluste eben unbegreiflich sind – und immer sein werden –, hat ja auch einen Sinn an sich und hilft Ihnen auf dem Weg zu Veränderung und Hoffnung. Warum? Wenn Sie verstehen, dass manche Verluste einfach zutiefst sinnlos sind, dann gibt Ihnen das die Freiheit, von der Suche nach einer absoluten, perfekten Lösung loszulassen. Sie beginnen, das Paradox zu akzeptieren: Sie finden Sinn selbst in der Sinnlosigkeit und Hoffnung selbst in der Hoffnungslosigkeit.

Richtlinie sieben: Nehmen Sie sich Zeit für sich selbst
In vielen Flughäfen, ich denke da vor allem an Amsterdam, gibt es Laufbänder, die am Ende ständig mit einer melodischen Stimme wiederholen: »Mind your step!« An diese beinahe hypnotische Warnung musste ich denken, als man mir sagte, dass betreuende Angehörige sicher die Augen verdrehen würden, wenn man ihnen sagte, sie sollten auf sich selber aufpassen. »Wenn du das schreibst, liest das keiner«, hieß es. Okay, ich habe es verstanden. Es ist einfach nur noch eine Sache mehr, auf die Sie in Ihrem ohnehin schon überfüllten Alltag achten müssen.

Die Verantwortung für Ihre Gesundheit tragen nicht nur Sie allein. Wenn Sie Hilfe brauchen, wenden Sie sich an Ihre Freunde, Nachbarn, Verwandte, Ihre Glaubensgemeinschaft, Ihre Freizeitgruppe oder eine Gruppe von anderen Angehörigen, die von Fachleuten geleitet wird. In der Theorie unterstützt zwar jeder von uns betreuende Angehörige, aber in der Realität müssten die meisten von uns wesentlich mehr tun: Wir müssten die schwierige Arbeit, die Sie leisten, anerkennen und zumindest reagieren, wenn Sie um Hilfe bitten – oder besser noch, Hilfe anbieten, bevor wir gefragt werden.

Gute Arbeit zu leisten, ohne dass jemand davon weiß, ist in der Tat lobenswert, aber wenn sich die Gesellschaft verändern soll, muss sie davon erfahren. Wie Barbara Pym in ihrem Roman *Vortreffliche Frauen* schreibt, tun die Leute für gewöhnlich »Gutes nicht heimlich«.[13] Betreuende Angehörige schon. Sie sind vortreffliche Frauen und Männer, die ständig »Gutes heimlich tun«, weil ihnen außer den Demenzpatienten niemand dabei zuschaut. Und die Patienten können meistens nicht über das Gute berichten.

Wir sollten der notwendigen, isolierenden Arbeit, die heutzutage so viele Menschen leisten, mehr Aufmerksamkeit schenken. Ob die Betreuung, die Sie leisten, direkt ist oder aus der Entfernung, ich ehre und schätze, was Sie tun. Aber ich will nicht, dass Sie dabei Ihre Gesundheit gefährden.

~

Es ist ein schwieriger Balanceakt, Angehörige zu pflegen und sich gleichzeitig um sich selbst zu kümmern. Julie kam nicht besonders oft aus dem Haus, deshalb nutzte sie das Internet, um mit anderen in Verbindung zu bleiben, während sie ihren Mann betreute. Dazu schaute sie sich noch Hochschulen in ihrer Umgebung an, wo sie vielleicht eines Tages ihren Abschluss machen konnte. Sich auf die Zukunft zu konzentrieren, half ihr weiterzumachen, während sie ans Haus gefesselt war. Nach dem Tod ihres Mannes ging Julie wieder zur Schule. Das hatte sie immer schon tun wollen, und so hatte sie eine sinnvolle Aufgabe, als sie ihren Mann nicht mehr pflegen musste.

Jan kümmerte sich um sich, indem sie ihre sozialen Kontakte pflegte, wobei sie ihren Lebensgefährten, Bob, so oft wie möglich besuchte – zwar nicht täglich, aber mehrmals in der Woche. Geburtstage und Feiertage verbrachte sie mit Familie und Freunden in dem Heim, in dem er lebte. Jeder nahm gerne an diesen Zusammenkünften teil, und da alle etwas zu essen und zu trinken beisteuerten, fühlte sich auch niemand überlastet.

Don befolgt die Anweisungen seines Arztes und geht zweimal in der Woche ins Sportstudio; Laura nimmt einmal im Monat an einem Bingo-Abend mit Freunden in einem nahe gelegenen Kasino teil; Fred isst einmal in der Woche mit einem Freund zu Abend; Jenna beschloss, ihren Job zu behalten, aber auf Teilzeitbeschäftigung zu reduzieren, und sie sagt, es sei eine Erleichterung, jeden Tag für ein paar Stunden aus dem Haus gehen zu können; und Tim hat sich einen Computer zugelegt, gelernt, im Internet zu surfen und ist einer Selbsthilfegruppe beigetreten, mit der er täglich kommuniziert. »Es ist, als hätte man einen Freund an seiner Seite«, sagt er.

Tun Sie dem Menschen, den Sie betreuen, einen Gefallen: Nehmen Sie sich Zeit innezuhalten. Hören Sie auf, kontrollieren zu wollen, was sich nicht kontrollieren lässt. Achten Sie darauf, dass Sie genug Schlaf bekommen. Auf sich selbst zu achten ist *nicht* egoistisch. Tun Sie es für die Person, die Sie lieben. Sie ist darauf angewiesen, dass Sie gesund und stark bleiben. Sagen Sie den anderen Familienmitgliedern, dass sie häufiger einspringen müssen, weil sie als Nächste an der Reihe sind, wenn Sie nicht mehr können. Im Grunde tun Sie allen – dem Patienten, der Familie und der Gemeinschaft – einen Gefallen, indem Sie sich freie Zeit gönnen.

Es gibt jedoch auch Zeiten, in denen Ihr Leben als betreuende Angehörige so anstrengend ist, dass Sie professionelle Hilfe brauchen. Mit den folgenden Checklisten können Sie Ihren eigenen Bedarf einschätzen. Benutzen Sie die Checklisten regelmäßig, um zu überprüfen, wie es Ihnen geht. Reden Sie darüber mit der Gruppenleiterin der Selbsthilfegruppe oder Ihrem Hausarzt. Wie Sie sehen werden, wird das Bedürfnis, professionelle Hilfe zu suchen, drängender, je weiter Sie auf der Liste nach unten gehen.

Sprechen Sie mit anderen Angehörigen oder einem Therapeuten, wenn Sie sich folgendermaßen fühlen:

- traurig, als ob Sie trauerten, leicht depressiv, aber doch noch funktionierend
- eingeengt oder irritiert
- schuldbewusst wegen einer Entscheidung, die Sie treffen mussten
- hilflos wegen des Vorgehens, das von Ihnen erwartet wird
- unfähig, andere Familienmitglieder um Hilfe zu bitten
- niemand hört sie

Suchen Sie professionelle Hilfe, wenn

- der Stresslevel in der Familie so hoch ist, dass Sie die ganze Zeit über »wie auf Eiern gehen« und angespannt sind.
- Beziehungen mit Partner, Kindern und Freunden auf Eis gelegt sind, weil die Betreuung und Pflege Ihre gesamte Zeit beansprucht.
- Konflikte mit Familienmitgliedern, Nachbarn und Freunden zugenommen haben.
- Familienfeste und -rituale abgesagt werden, sodass es keine familiäre Interaktion mehr gibt.
- Familientreffen, um die gegenwärtige Situation zu besprechen, nicht stattfinden oder abgesagt werden und Sie sich als Betreuungsperson verlassen fühlen.
- Verwandte Sie und den Patienten vernachlässigen, niemand anruft oder Hilfe anbietet, und es in der Nähe keine Selbsthilfegruppen gibt.
- erwachsene Kinder oder Stiefkinder zwar Kritik üben, aber niemals helfen.
- die finanziellen Bedürfnisse größer werden, aber die anderen Familienmitglieder weder helfen noch Ihre finanziellen Opfer anerkennen; in diesem Fall sollten Sie vielleicht auch rechtliche oder finanzielle Hilfe suchen.

Manchmal jedoch brauchen Sie noch mehr.
Die folgenden Gefühle sind nicht typisch.
Suchen Sie sofort professionelle Hilfe, wenn Sie

- sich so depressiv oder hoffnungslos fühlen, dass Sie nicht mehr funktionieren.
- so viel Angst haben, dass Sie nicht funktionieren.
- sich körperlich krank fühlen.
- sich in Gefahr fühlen, weil die Person, die Sie betreuen, Sie geschlagen oder gewürgt hat.
- das Gefühl haben, sich selbst verletzen zu müssen.
- das Gefühl haben, die Person, die Sie betreuen, verletzen oder anschreien zu müssen.
- zu viel Alkohol trinken oder Tabletten nehmen.
- die Medikamente, die Sie verschrieben bekommen haben, nicht mehr oder zu häufig nehmen.
- nicht mehr richtig essen oder schlafen.
- sich nicht mehr um sich selbst kümmern.
- Ihren eigenen Tod als den einzigen Ausweg sehen.

Wenn einer der Punkte in der letzten Liste auf Sie zutrifft, dann suchen Sie professionelle Hilfe, und zwar umgehend. Seien Sie aufrichtig, sagen Sie, wie Sie sich fühlen, denn wenn Sie krank werden oder sterben, können Sie die Person, die Sie lieben, nicht mehr pflegen.

Wenn kein Punkt in dieser Liste auf Sie zutrifft, dann machen Sie es so wie Anna. Sie sagte mir: »Ich liebe diese Listen, um mich zu überprüfen. Vielleicht trifft im Moment nichts davon auf mich zu, aber ich prüfe trotzdem weiter.« Gut so, Anna.

Ich habe festgestellt, dass Hilfsmittel wie diese Checklisten wesentlich effektiver sind, als den betreuenden Angehörigen ständig zu sagen, dass sie sich mehr um sich selbst kümmern sollten. Dazu noch einmal Anna: »Ich hasse es, wenn Leute mich so besorgt fragen: ›Achtest du auch auf dich?‹ Die Leute haben keine Ahnung, was das wirklich bedeutet. Sie haben höchstens irgendeine grandiose Vorstellung darüber. Für mich bedeutet es, dass ich häufig mit Freunden, die mich unterstützen, zusammen bin. Das ist meine Auffassung von ›auf mich achten‹, aber anscheinend nicht ihre.«

Verwandte, Nachbarn, Freunde, selbst Fachleute, hören nicht immer zu. Sie meinen es gut, aber oft realisieren sie einfach nicht, was die Bezugspersonen der Demenzkranken wirklich brauchen. Betreuende Angehörige überall in meiner Nähe brauchen mehr Empathie. Fragen Sie sie, was ihnen helfen würde, und fällen Sie kein vorschnelles Urteil – eines Tages könnten Sie auch in ihre Lage kommen.

Manchmal ist ein Mensch einfach nicht dazu geeignet, jemanden zu betreuen. Ein Choleriker oder Kontrollfreak kann sich vielleicht nicht anpassen. Sie wollen zwar helfen, halten sich aber weise zurück. Ich respektiere diese Zurückhaltung und empfehle in solchen Fällen, anderweitig zu helfen. Sie könnten zum Beispiel den Schreibkram erledigen, Geld zur Pflege beisteuern oder kurzfristige Entlastung anbieten. Oder wie wäre es mit einem festen Datum zum Abendessen mit der Angehörigen; mit einem Besuch im Haus des Betreuenden, um Karten oder ein Brettspiel zu spielen – ein Spiel, bei dem es ganz klare Gewinner und Verlierer gibt? Inmitten der Uneindeutigkeit ist Klarheit tröstlich, ganz gleich, wie trivial sie ist.

Wenn Sie jemanden betreuen, unternehmen Sie diese Reise nicht allein. Suchen Sie jemanden, der mit einem ähnlichen Verlust zu kämpfen hat. Ihre Situationen mögen zwar unterschiedlich sein, was Phase und Tiefe der Demenz angeht, aber Sie haben zumindest etwas gemeinsam. Ziehen Sie daraus Ideen, die Ihnen nützen – so werden Sie beide belastbar genug, um zu betreuen und pflegen und dabei Ihre eigene Gesundheit zu erhalten.

Sehen Sie es einmal so: Jemanden zu betreuen, der demenzkrank ist, ist wie Wandern im Nebel. Es verwirrt und macht zugleich hilflos, ja sogar manchmal hoffnungslos. Aber Sie gehen trotzdem weiter, ohne zu wissen, was der nächste Schritt Ihnen bringt. Sie achten auf Ihre Schritte, damit Sie nicht stolpern und hinfallen. Wenn Sie erschöpft sind, machen Sie eine Pause und ruhen sich aus. Wenn Sie feststecken, rufen Sie um Hilfe. Das bedeutet, auf sich aufzupassen.

Ideen zur Reflexion und Diskussion

Diese Richtlinien sind aus meinem Buch »Verlust, Trauma und Resilienz« (2008) übernommen.

1. Sinn finden
- Die Suche nach Sinn ist schwierig, wenn ein Verlust uneindeutig und unklar ist.
- Die Fähigkeit, der Demenz einen Sinn zu geben, erfordert Sowohl-als-auch-Denken. Es reicht nicht, sich nur auf sich selbst zu verlassen; arbeiten Sie an einer Veränderung Ihrer Denkweise.
- Einen Sinn zu finden schließt Hoffnung für die Zukunft ein.
- Es liegt zwar Sinn darin, demenzkranke Personen zu pflegen, aber es macht ebenfalls Sinn, sich um diejenigen zu kümmern, die betreuen.

2. Kontrolle mit Akzeptanz ausgleichen
- Eine Situation zu akzeptieren ist nicht das Gleiche, wie sich ihr passiv zu ergeben.
- Das Leben ist nicht immer fair, und das, was Sie erleben, ist nicht Ihre Schuld.
- Passiv darauf zu warten, dass die Dinge besser werden, statt aktiv damit umzugehen, führt zu Depression. Wenn Sie Hilfe brauchen, gehen Sie zu einer Therapeutin, die mit betreuenden Angehörigen arbeitet.

3. Identität neu definieren
- Sie sollten wissen, wer Sie sind, und wie sich Ihre Identität und Ihre Rollen geändert haben, seit Sie pflegen.
- Sie sind mehr als nur eine Betreuungsperson; nur an einer starr fixierten Identität festzuhalten ist schädlich.
- Bleiben Sie sozial verbunden, um Isolation und Zurückgezogenheit zu vermeiden.

4. Mit zwiespältigen Emotionen umgehen
- Ihre gemischten Gefühle – Liebe und Hass, Freude und Wut – sind zwar typisch, aber Sie müssen damit umgehen.
- Reden Sie über schlechte Gefühle mit einer professionellen Person oder in einer Gruppe, damit Sie nicht unbewusst danach agieren.
- Reden Sie über Ihr Schuldgefühl und Ihre Scham mit anderen, damit Sie erkennen, dass Sie nicht allein sind.
- Nehmen Sie an einem Kurs über Wut-Management teil, lassen Sie sich behandeln, wenn Sucht ein Problem ist, lernen Sie Probleme zu lösen, wenn es nötig ist.
- Denken Sie daran, uneindeutiger Verlust führt zu Ambivalenz – aber Sie können lernen, damit umzugehen.

5. Festhalten und Loslassen
- Fahren Sie fort mit Berührung, Besuchen und Gesprächen mit der demenzkranken Person.
- Gehen Sie aus und fahren Sie vielleicht sogar in Urlaub. Es ist nicht illoyal der Person gegenüber, die Sie betreuen. Es nützt auch ihr, wenn Sie sich eine Auszeit gönnen.
- Lernen Sie neue Leute kennen.

6. Hoffnung für sich entdecken
- Lassen Sie zu, dass Ihre früheren Hoffnungen und Träume der Entdeckung neuer weichen.
- Hoffnung kann hinderlich sein, wenn sie unrealistisch ist; stellen Sie sich neue Möglichkeiten für Veränderungen vor.
- Hoffnung wird nicht erzwungen; sie entsteht aus Begeisterung darüber, dass man in der Lage ist, ein größeres Ziel zu erreichen.

7. Nehmen Sie sich Zeit, um auf sich zu achten
- Zu den Beziehungsthemen kommen persönliche Gefühle, von denen einige typisch, andere jedoch lebensbedrohlich sind.
- Wenn Sie sich hoffnungslos und so depressiv fühlen, dass Sie nicht mehr aus dem Haus gehen können, suchen Sie professionelle Hilfe bei einer Ärztin oder einem Therapeuten, der auf die Arbeit mit Angehörigen und ihren Familien spezialisiert ist.
- Wenn Sie sich traurig und einsam fühlen, versuchen Sie eine Gruppe zu finden, die soziale Unterstützung und Informationen über Stress-Management bietet. (Oder gehen Sie zu Ihrem Hausarzt oder Ihrer Therapeutin.)
- Wenn Sie nur leicht depressiv oder traurig sind, kann es sein, dass Sie keine Medikamente brauchen. Zwar ist sich die Forschung unsicher, was Medikamente gegen milde Formen von Depression betrifft, meines Erachtens jedoch sollte auch eine leichte Depression behandelt werden.[14] Gehen Sie in eine Gruppe, sammeln Sie Informationen, hören Sie den Geschichten anderer zu, damit Sie lernen, wie Sie damit umgehen können. Wissen ist Macht. Mit anderen Menschen zusammen zu sein, hebt die Stimmung.
- Wenn Sie ein schlechtes Gewissen haben, weil Sie endlich einmal wieder eine Nacht lang durchschlafen möchten, sollten Sie wissen, dass Ärzte gerade ruhigen Schlaf als Grundvoraussetzung zur Gesunderhaltung betrachten. Ihr Arzt kann Ihnen helfen, indem er den anderen Mitgliedern Ihrer Familie sagt, wie wichtig es für Sie ist, sodass nicht Sie um Hilfe bitten müssen.

8
»Köstliche« Uneindeutigkeit

»Die Hoffnung ist das Federding,
das in der Seel' sich birgt,
und Weisen ohne Worte singt
und niemals müde wird.«

Emily Dickinson, »Die Hoffnung ist das Federding«[1]

Wir haben uns auf die negative Seite von Uneindeutigkeit konzentriert, vor allem darauf, wie schmerzlich und stressbeladen sie in Kombination mit Verlust ist. Jetzt wollen wir uns einmal die positive Seite anschauen, denn darin liegt Hoffnung. Wenn Sie auch die guten Seiten der Uneindeutigkeit sehen, gewinnen Sie ein wenig der Kontrolle zurück, die Ihnen die Demenz weggenommen hat. Die konstruktive Seite der Uneindeutigkeit zu akzeptieren, gibt Ihnen die Kraft und Resilienz, Ihre betreuende Reise durchzuhalten.

Den Begriff »*Köstliche* Uneindeutigkeit hat die Komikerin Gilda Radner bekannt gemacht, eine Veteranin von »Saturday Night Live« (berühmte amerikanische Comedy-Show).[2] Sie litt an Krebs, sie wusste nicht, ob sie überleben oder sterben würde, und ihr Buch »It's Always Something« gewann dadurch eine philosophische Note. Sie schrieb: »Jetzt, da ich auf die harte Tour gelernt habe, dass sich nicht alle Gedichte reimen und manche Geschichten weder einen klaren Anfang noch eine Mitte oder ein Ende haben ... Wie in meinem Leben geht es in diesem Buch darum, nicht zu wissen, sich verändern zu müssen und das Beste aus dem Augenblick machen zu müssen, ohne zu wissen, was als Nächstes geschieht. Köstliche Uneindeutigkeit.«[3] Gildas Worte sollten wir uns alle zu Herzen nehmen. Sie lernte, dass sie Angst und

Panik nicht kontrollieren konnte, aber sie hatte es selbst in der Hand, wie sie jeden Tag lebte.

Ich schreibe dies in New York City – der Stadt von »Saturday Night Live«, das immer noch am Rockefeller Center läuft. New York ist auch die Stadt, in der Millionen von Menschen jeden Tag mit der Uneindeutigkeit kämpfen. Sie kommen aus allen Schichten und Berufen – vom Aktienhändler und Investor bis hin zu Künstlern, Drehbuchautoren und Poeten. Das Leben ist ungewiss, und das muss nicht immer schlecht sein. Ob Sie Gedichte schreiben, Bingo spielen, angeln oder segeln gehen, an der Verleihung der Oscars teilnehmen oder einfach nur einen guten Krimi lesen, dann wissen Sie bereits, dass Uneindeutigkeit Spaß machen kann. In dieser Hinsicht hatte Gilda recht. Genießen Sie den Augenblick und machen Sie das Beste daraus, auch wenn der Ausgang ungewiss ist.

Warum brauchen wir eine positivere Sicht auf Uneindeutigkeit?

Menschen, die jemanden mit Demenz betreuen, sagen manchmal, dass das Adjektiv *köstlich* für ihren Geschmack zu stark ist. Ihr Einwand ist verständlich. Schließlich hat Gilda es nicht geschafft. Sie starb nur wenige Monate, nachdem sie diese Worte geschrieben hatte. Und doch brauchen auch Angehörige einen eingängigen Begriff wie »köstliche« Uneindeutigkeit, um an der positiven Seite einer Erfahrung festzuhalten, die oft so schmerzlich und bedrohlich ist. Die spezifische Wahl dieses Adjektivs ist weniger wichtig als die Idee an sich: In der Uneindeutigkeit liegt auch ein Funken Hoffnung.

Eines Sonntagmorgens hörte ich, wie die Journalistin und Autorin Krista Tippett ankündigte, dass ihre Radiosendung an jenem Morgen den Titel tragen würde: »Alzheimer, Erinnerung und Sein«. Ich lauschte aufmerksam, als ihr Gast, Alan Dienstag, ein New Yorker Psychologe und Gründer des Alzheimer's Memory Project, darüber erzählte, wie er mit Demenzpatienten arbeitete, um ihre Erinnerungen aufzunehmen. In einem Fall ging es um eine Frau namens Ann:

> »Sie gehörte zu den Personen, die sich in eine fast maskenhafte Leere zurückzogen. Es wurde immer schwieriger, zu ihr vorzudringen ... Es war während der letzten Sitzung vor meinem Urlaub. Ich wollte ans Meer fahren, und da wir beide die Küste liebten, war das ein Thema, über das wir immer noch zueinandergefunden hatten. Als ich ging, sagte ich: ›Ann, ich fahre an die Küste. Ich werde eine Zeit lang weg sein.‹ Sie lächelte, und ihr Gesicht hellte sich auf. Ich sagte: ›Was lieben Sie denn so sehr an der Küste?‹ Sie dämmerte vor sich hin, wie sie das immer tat, und ich dachte, na ja, sie kann diese Frage sowieso nicht beantworten. Da wandte sie sich zu mir und sagte: ›Dort lebt eine Art Musik.‹ Und ich dachte: ›O Gott! Das ist die beste Antwort.‹«[4]

Solche einzigartig tiefen Antworten erinnern uns daran, dass Demenz nicht alles zerstört. Oft bleibt etwas Wundervolles erhalten. Aus dem Nebel steigen manchmal überraschende Weisheiten auf. Und wenn wir unsere übliche Denkweise aufgeben, dann macht das, was Ann sagte, Sinn: Natürlich ist Musik in den schönen Orten, an die wir uns erinnern.

Wenn wir tiefer verstehen, haben wir nicht mehr solche Angst vor unbeantworteten Fragen. Wir können die

Uneindeutigkeit, den Zwilling des Verlusts von Demenz, eher akzeptieren. Zwar sind der Schmerz und die Angst der Betreuungsperson real, aber das ist auch die Möglichkeit, dass es in der veränderten Beziehung etwas Gutes gibt.

Was bietet uns die Uneindeutigkeit? Sie eröffnet uns Möglichkeiten zu menschlichem Wachstum und Stärke. Und sie
- gibt uns Hoffnung, auch wenn der Ausgang ungewiss ist.
- lässt Wandel und neue Gelegenheiten für Abenteuer zu.
- hält uns aufrecht, lässt keinen Raum für Selbstgefälligkeit.
- lässt uns emotional und spirituell wachsen.
- ermutigt uns, in anderen Bereichen unseres Lebens spontaner zu sein und zu improvisieren.
- bringt uns auf kreative Ideen, wie wir den geliebten Menschen während der Krankheit und nach seinem Tod präsent halten.
- schenkt uns Zeit, uns zu verabschieden und, wenn nötig, ungelöste Themen zu bearbeiten.
- lässt uns Zeit, mehr über uns selbst zu erfahren und zu spüren, wie stark wir wirklich sind.
- hält die Tür offen.
- lehrt uns, dass nichts endgültig ist.

Uneindeutigkeit kann unser Freund sein. Wenn Ihr geliebter Mensch klar wird, wenn auch nur für einen Moment, kann diese kurze Zeit eine große Freude sein. Wenn Sie eine schwere Entscheidung treffen müssen und nicht genug Informationen haben, um den Ausgang zu garantieren, kann Uneindeutigkeit das Vorwärtsgehen rechtfertigen. Sie haben nichts zu verlieren, also können Sie auch etwas Neues ausprobieren.

Diese unorthodoxe Art des Denkens könnte man als zu riskant kritisieren, aber wenn man jemanden mit Demenz liebt, dann ist sie notwendig. Wie bei allen Geheimnissen hält auch die Geschichte der Demenz keine Antworten bereit. Die Spannung kann Energie schenken und uns neugierig machen auf das, was kommt. Das ist die positive Seite, aber es gibt natürlich auch Ausnahmen.

Wenn Uneindeutigkeit überhaupt nicht köstlich ist und es auch nie sein wird
Manchmal läuft es nicht so gut, und die Person, die Sie betreuen, ist unglücklich oder unruhig. Ganz gleich, wie kreativ Sie sind, Sie bekommen kein Lächeln, keine Zufriedenheit. Möglicherweise werden Sie sogar attackiert. In diesen Fällen kann die Uneindeutigkeit gar nicht köstlich sein. Wenn dies Ihre Situation ist, müssen Sie erkennen, dass die Absurdität hier in der Tatsache liegt, dass nichts, was Sie tun, zu helfen scheint. Dann müssen Sie in Ihrem Kopf einen sicheren Ort schaffen, wo Sie (und auch andere) wissen, dass Sie Ihr Bestes getan haben und nicht mehr tun können.

Wenn Ihr geliebter Mensch Sie jedoch verbal oder körperlich angreift, ist es nicht immer möglich, die positive Seite der Uneindeutigkeit zu sehen. Wenn Sie mit der Pflege aufhören müssen, finden Sie vielleicht Trost in dem Wissen, dass Sie Ihr Bestes getan haben, um jemanden zu finden, der die Pflege für Sie übernehmen kann. Versuchen Sie, so zu werden wie Helen in Kapitel 3, sie hat schlechte Nachrichten einfach in die Tasche gesteckt, um sich später damit auseinanderzusetzen. Bei verbalen Attacken sollten Sie diese aber gar nicht mehr herausholen. Lassen Sie sie in der Tasche oder vernichten Sie sie symbolisch. Auf böse Worte brauchen Sie nicht zu hören. Lassen Sie diese gar nicht an sich herankommen. Es ist sicher nützlich, sich klarzumachen, dass die Gemeinheit von der Krankheit herrührt, und sich dafür zu entscheiden, so wenig Zeit wie möglich in der Schusslinie zu verbringen.

Der Silberstreifen
Zwar können nicht alle die Uneindeutigkeit positiv sehen, aber viele betreuende Angehörige erlebten doch gute Momente. Was hilft Ihnen, den Silberstreif am Horizont zu finden?

Finden Sie Ihre Resilienz (Widerstandsfähigkeit)
Der Begriff »Resilienz« läuft wie ein roter Faden durch dieses Buch. Sie kann ein Ergebnis Ihrer schwierigen Reise mit der Demenz sein. Betreuen kann Sie stärker machen.

Resilienz versteht man am besten mit einer Metapher – eine Hängebrücke, die im Sturm schwankt, ein Baum, der sich im Wind neigt und wieder aufrichtet. Allerdings ist Resilienz mehr als nur Flexibilität oder Elastizität. Durch den Druck und die Last, die Sie ertragen müssen, werden Sie immer stärker. Es ist zwar schmerzhaft, aber Widrigkeiten können Sie tatsächlich stärker machen.[5]

Die Kutschenbauer wussten früher, dass der stärkste Baum derjenige ist, der am meisten den Elementen ausgesetzt ist. Der ständige Druck ließ ihn Stärke entwickeln.[6] Wie ein von den Elementen geprüfter Baum können auch Sie stärker werden, aber dazu müssen Sie die positive Seite sehen, wenn Sie jemanden mit Demenz betreuen.

In Fachzeitschriften enthalten Tests für Resilienz immer auch Fragen zur Toleranz bezüglich Uneindeutigkeit,[7] aber in der Praxis ziehe ich abstraktere Fragen vor: Sind Sie jemals im Nebel spazieren gegangen? Sind Sie dabei ruhig geblieben? Wie fühlen Sie sich, wenn Sie nicht wissen, was als Nächstes kommt? Fühlen Sie sich einigermaßen wohl, auch wenn Sie nicht wissen, was Sie erwartet? Können Sie Absurdität tolerieren, oder reagieren Sie dann immer wütend?

Lachen Sie über Absurdes
Wenn Sie über die Absurdität des uneindeutigen Verlusts lachen können, so nimmt ihm das viel von seinem Schrecken. Sie müssen dann den uneindeutigen Verlust nicht mehr fürchten. Er macht Sie nicht mehr hilflos. Sie haben die Macht, über Fehler und Missgeschicke zu lachen. Das löst Ihre Anspannung. In diesem Moment hören Sie auf, der Demenz und ihren Erschütterungen Widerstand zu leisten, und beginnen, sich mit den Ereignissen treiben zu lassen – eine Notwendigkeit bei der endlosen Arbeit der Betreuung.

Carol Connolly, Poeta laureatus von St. Paul, Minnesota, schreibt sowohl vom Schmerz als auch von der Freude, die sie in den fünfzehn Jahren erlebte, in denen sie ihren Lebensgefährten betreute und pflegte. Er war früher einmal ein Mann von Welt gewesen, und es kam häufig vor, dass er sich verabschiedete und erklärte, er müsse jetzt nach Kalifornien. Sie lernte »Gute Reise!« zu sagen. Er »reiste« oft auf diese Art und brachte sie beide zum Lächeln. Sie wandelte dies in ein Gedicht um: »›Liebling, es ist großartig, dich zu sehen‹, sagte er. ›Ich fahre morgen weg. Ich brauche einen Mantel und einen Hut.‹«[8]

Die Autorin Patricia Hampl schreibt in ihrer Autobiografie »The Florist's Daughter« über ihre Mutter, die sich einen imaginären Liebhaber nahm, als ihre Demenz fortschritt. Ihre Mutter erzählte ihr, sie habe ein Geheimnis und habe »auf heißen Kohlen gesessen«, weil sie sich Sorgen machte, dass ihre Tochter es nicht billigen würde. »›Ich habe Don heute geheiratet‹, sagt sie … ›Wer ist Don?‹, frage ich. ›Ihm gehört dieses Schiff (das Pflegeheim) … Macht es dir etwas aus?‹ … ›Nein, es ist schon okay‹, sage ich. Und dann rutscht mir heraus: ›Ist Don denn reich?‹«[9]

Wie Carol kann auch Patricia über die Absurdität lachen und macht das Spiel mit. Sie greift die Fantasie auf spielerische Weise auf, weil es Ihrem geliebten Menschen gefällt, und das ist weit weniger aufreibend, als auf der Realität zu beharren. Patricia schreibt weiter: »Ich sage ihr, wir gehen zum Abendessen nach unten ins Café. Es gibt gar kein Café, aber ich habe mir die gleichen fiktionalen Gewohnheiten wie sie angeeignet: die Lobby mit den kleinen Tischen ist ›das Café‹, der Eingangsbereich ist ›die Terrasse‹. Ich habe es noch nicht einmal gemerkt, dass ich das sage, bis mich eines Tages eine Pflegefachfrau ganz komisch anschaute.«[10] Wahrheit ist bei Demenz relativ, doch manchmal taucht die Wahrheit an unerwarteten Orten auf, einfach nur, damit wir aufmerksam bleiben.

Ich saß mit einer Gruppe von demenzerkrankten Patienten zusammen, als die Gruppenleiterin fragte: »Warum sind Sie hier oben?« Sie meinte damit nur, warum die Gruppe sich in diesem Raum und nicht in dem Raum befand, in dem sie sich in der Woche zuvor getroffen hatte. Bevor sie es jedoch erklären konnte, antwortete eine Patientin: »Warum wir hier sind? Weil wir hier oben nicht richtig sind.« Alle lachten! Die unverblümte Wahrheit brachte der ganzen Gruppe Leichtigkeit. Wenn Sie die Dinge mit Humor nehmen können, werden Sie weniger Schmerz und Stress spüren. Lustige Filme, lustige Geschichten, Improvisation, Witze – alles, was Sie zum Lachen oder zum Lächeln bringt, ist gut für Sie.

Finden Sie den Mittelweg zwischen Realität und Zweifel
Die Faszination von Uneindeutigkeit und Wahrheit wird oft in Kunst verwandelt, die uns die Realität mit anderen Augen sehen lässt. Bevor die Drehbuchautorin Wendy Wasserstein an Krebs starb, schrieb sie ihr letztes Stück »Third«. Darin warnt sie vor der Arroganz zu denken, dass wir über die absolute Wahrheit verfügen würden. Ihre Abschiedsbotschaft an uns war, dass wir Augen und Ohren für andere Möglichkeiten öffnen sollten, weil die Realität komplex ist. Menschen, die betreuen, wissen das. Sie schlug einen »dritten« Weg zu denken vor, der über die Extreme an jedem Ende des Kontinuums hinausging. Dieser dritte Weg ist mit dem Sowohl-als-auch-Denken zu vergleichen.

Wasserstein schrieb hauptsächlich über linke und rechte Extreme in der Politik, aber ihr dritter Weg – der Mittelweg von Kompromiss und Uneindeutigkeit – kann uns auch dabei helfen, besser mit Problemen zu leben, für die es keine Lösung gibt, wie etwa unheilbare Krankheiten.[11] Und anscheinend besitzt die Uneindeutigkeit auch eine gewisse Anziehungskraft, sonst würde es nicht so viele Theaterstücke und Filme geben, die um dieses Thema kreisen. Nehmen Sie zum Beispiel den Film »Glaubensfrage« (2008, Originaltitel »Doubt«), der aus dem Theaterstück »Doubt – A Parable« (2003) entstanden ist. Ich war auf der Premiere des Stücks in einem Theater am Broadway. Der Saal war voller New Yorker Prominenter. Alle waren Meister ihres Fachs, und wir würden von ihnen erwarten, dass sie Sicherheit dem Zweifel, Kontrolle der Ungewissheit vorziehen. Nach der Aufführung sagte der Autor des Stücks: »Wir haben gelernt, mit Ungewissheit zu leben. Es gibt kein letztes Wort. Das ist das Schweigen hinter dem Geplapper unserer Zeit.«[12]

Um mit der Ungewissheit leben zu können, müssen Sie darüber nachdenken, was für Sie wichtig ist. Wenn Sie eher Sicherheit benötigen, die aus klaren, kohärenten Argumentationen entsteht, werden Sie es schwerer haben. Nur über Uneindeutigkeit zu lesen reicht vielleicht nicht aus, um sich auch wohlzufühlen, deshalb rate ich zu anderen Wegen – schauen Sie sich Filme an, gehen Sie ins Theater oder in Kunstausstellungen, freuen Sie sich an Situationskomik. Warum? Weil Künstler seit Jahrhunderten um die Komplexität von Zweifel und Uneindeutigkeit wissen. Es ist ein Lieblingsmotiv, das auch Künstler heutzutage gern verwenden. Sie lassen sich nicht davon abschrecken.

Entwickeln Sie eine breite spirituelle Weltsicht
Wenn Menschen mit Demenz leben, herrscht Uneindeutigkeit und Unklarheit in Diagnose, Prognose und Beziehungen. Um einen Sinn in den Dingen zu finden, brauchen Sie eine spirituellere Weltsicht. Das kann mit Religion zu tun haben, muss aber nicht. Wichtig ist vor

allem zu akzeptieren, dass Sie nicht die Antwort auf alle Fragen oder Probleme wissen. Ich definiere Spiritualität ganz allgemein als Toleranz gegenüber Uneindeutigkeit.[13] Obwohl Sie »nicht wissen«, vertrauen Sie darauf, dass die Dinge funktionieren.

Von den Tausenden von Familien, mit denen ich gearbeitet habe, habe ich gelernt, dass eine höhere Toleranz für Uneindeutigkeit, ganz gleich aus welcher Quelle sie kommt, Stress und Angst reduziert. Für manche gehört zum Glauben an das Unbekannte Gott dazu; für andere ist es die Natur; aber allen gleich ist das Verständnis, dass sie nicht ständig Gewissheit haben müssen. Diese Idee zu akzeptieren hilft den Menschen, ruhig zu werden.

Eine breitere spirituelle Weltsicht zu entwickeln bedeutet, das zu bedenken, was nicht gelöst werden kann. Sie akzeptieren, dass es nicht auf alles Antworten gibt und fühlen sich wohl mit der Unklarheit. Diese Sicht der Dinge ist sehr hilfreich, wenn jemand, den Sie lieben, demenzkrank ist. Interessanterweise wird diese Sicht heutzutage auch im Management eingesetzt, um komplexe Situationen zu bewältigen.[14]

Negative Befähigung akzeptieren
Um das Gute in der Ambiguität sehen zu können, wollen wir den Begriff *Negative Capability* (negative Befähigung) einmal genauer betrachten.[15] Dieser Begriff, den der englische Dichter John Keats geprägt hat, kann Ihnen helfen, mit Ihrem uneindeutigen Verlust zu leben.

Als Romantiker liebte John Keats das Geheimnisvolle, und er formulierte gegenüber seinen Brüdern in einem Brief zum Thema Uneindeutigkeit: Er schätze die Fähigkeit, Uneindeutigkeit zu umarmen, und nenne dies

»Negative Capability«. Er glaubte, dass die Menschen fähig seien, »mit Unsicherheiten, Geheimnissen und Zweifeln zu leben, ohne gereizt nach Fakten und Vernunft zu streben«.[16] Wenn jemand, den Sie lieben, demenzkrank ist, werden Sie ein gewisses Maß dieser negativen »Befähigung« brauchen.

Keats glaubte, dass wir alle die Fähigkeit besitzen, Ungewissheit zu akzeptieren – es gibt nicht auf jede Frage eine Antwort, und nicht jedes Problem muss gelöst werden –, und dass Ungewissheiten dazu beitragen, die eigene Existenz besser zu verstehen. Ich glaube das auch. Selbst heutzutage, oder vielleicht sogar gerade heutzutage, besitzen wir die Fähigkeit, etwas Gutes in der Uneindeutigkeit zu sehen, die wir zunächst als schrecklich empfunden haben. »Negative Capability« gibt uns die Möglichkeit, die Geheimnisse des Lebens – zu denen auch die Demenz gehört – zu akzeptieren. Sie erlaubt uns, die Dinge loszulassen, ohne uns schuldig zu fühlen, weil wir sie nicht besser machen können.

Stellen Sie sich dem Schrecken der Demenz
Um die positive Seite der Uneindeutigkeit sehen zu können, müssen wir zunächst ihre dunkelste Seite betrachten: die Leugnung des Todes in unserer Gesellschaft, gepaart mit der Angst vor dem Tod.[17] Viele fürchten sich jedoch noch mehr vor der Erkrankung an Demenz. Die Vorstellung, dass unsere Erinnerung einfach ausgelöscht werden kann, entsetzt uns. Die Möglichkeit, zu vergessen, erschreckt uns. Unbewusst halten wir uns vielleicht deshalb von Demenzpatienten und ihren Angehörigen fern, weil wir zu viel Angst davor haben, dem Vergessen gegenüberzustehen.

Natürlich ist die Angst vor Demenz berechtigt, auch wenn nach vorbeugenden oder heilenden Mitteln geforscht wird. Doch wir sollten der Angst nicht so viel Macht einräumen, dass sie uns lähmt. Um dem Gesamtbild gerecht zu werden, sehen wir uns das Gute wie das Schlechte an.

Warum löst die Demenz eigentlich solches Entsetzen aus? Vielleicht, weil sie uns mit dem konfrontiert, was die meisten von uns lieber vermeiden: unsere eigene Angst vor Tod und Vergehen. Diese Angst sollte unser Leben jedoch nicht beherrschen. Irvin Yalom, Professor emeritus der Psychiatrie an der Stanford University, schreibt in seinem Buch *In die Sonne schauen: Wie man die Angst vor dem Tod überwindet*: »Das ist so, als versuche man, der Sonne ins Gesicht zu schauen, was sich nur begrenzt aushalten lässt.«[18]

Das Gleiche gilt, wenn wir uns vorstellen, dass Angehörige oder wir selbst an Demenz erkranken könnten. Wir können das Thema nicht vermeiden. Wir sollten ab und zu innehalten und uns unsere Angst vor dem Tod und dem Verschwinden bewusst machen. Wenn wir achtsamer mit diesem Gedanken umgehen, können wir der Angst besser begegnen.

Ich habe in meiner therapeutischen Arbeit – und als Familienmitglied – gelernt, dass es letztlich besser ist, sich seinen Ängsten zu stellen, als sie zu leugnen. Verbergen Sie Ihre Ängste nicht, reden Sie mit jemandem darüber. Denn »das Heilmittel gegen zu viel Angst ist Verbundenheit«.[19] Um Ihre Angst zu beruhigen, sollten Sie Zeit mit jemandem verbringen, der für Sie da sein kann – andere Angehörige oder Geschwister, Freundinnen, Nachbarn, Therapeutinnen, Psychologen oder Seelsorger. Die Leute haben schreckliche Angst vor dem, was sie nicht verstehen können, aber in der Gesellschaft anderer findet man leichter Sinn und Hoffnung.

Versuchen Sie, existenzieller zu leben.[20] Das bedeutet, die Idee zu akzeptieren, dass Leiden zur menschlichen Existenz gehört und dass eine solche Erfahrung für jedes Individuum einzigartig ist. Ihre Existenz mit Demenz ist keine rationale Erfahrung. Existenz resultiert nicht aus unbewusstem Verlangen, sondern aus dem *Sinn*, den Sie Ihrer Erfahrung geben – trotz seiner Komplexität. Wissenschaftler können diese Art von Realität vielleicht nicht messen, aber für Sie ist sie *real*. Für Sie bedeutet existenzieller zu leben, dass Sie mehr den Moment genießen, als zu sehr in der Vergangenheit zu verharren oder in die Zukunft zu projizieren. Nur die Gegenwart zählt, weil die Vergangenheit mit ihren Erinnerungen durch die Demenz Ihres geliebten Menschen ausgelöscht wurde und die Zukunft unklar ist.

Trotz Entsetzen und Absurdität müssen Sie Ihrem Leben einen Sinn geben, der über Ihre Rolle als betreuende Angehörige hinausgeht. Erkennen Sie Hoffnungslosigkeit und Verzweiflung und riskieren Sie einige Veränderungen. Leben Sie jeden Tag so, wie er kommt. Machen Sie sich Ihre Ängste und Freuden stärker bewusst und erkennen Sie sich selbst. Schrecken Sie nicht vor der Uneindeutigkeit zurück, sondern machen Sie sich bewusst, wie Sie am besten mit dem Stress umgehen können. Sehen Sie der Demenz – und dem Tod – direkt ins Auge; wenn Sie erst einmal die Ursache für Ihr Entsetzen kennen, werden Sie besser damit fertig.

~

Ihre Verluste durch die Demenz mögen entsetzlich sein und für Sie nie wirklich Sinn machen, aber Sie können damit umgehen, wenn Sie daran denken, dass daran nur die Uneindeutigkeit schuld ist. Ihre Gefühle der Verwirrung und des Zweifels sind keine Zeichen von Schwäche oder Versagen. Dieses Wissen gestattet Ihnen, die Suche nach der perfekten Lösung aufzugeben. Sie dürfen aufhören, ständig zu versuchen, Dinge in Ordnung zu bringen. Machen Sie es einfach nur, so gut Sie können. Eine Freundin sagt: »Dass ich *keine* Lösung finden muss, hat mir geholfen, die Zeit zu genießen, die ich mit meiner Mutter verbringe – so wie sie jetzt ist. Es ist befreiend.« Das Paradox zu akzeptieren hilft uns, Hoffnung zu finden.

Wenn Sie jemanden mit Demenz lieben, geht es in Ihrer Existenz nicht um rationales Denken, sondern um die Fähigkeit, manchmal auch über Ihre Beziehung zu staunen und sich daran zu freuen. Wenn Sie ein paar gute Momente sehen – vielleicht sogar köstliche Momente –, sind Sie nicht mehr im Entsetzen gefangen.

Ideen zur Reflexion und Diskussion

Uneindeutigkeit ist stressauslösend, aber sie kann auch eine Quelle des Positiven sein. Denken Sie über die folgenden Ideen nach und diskutieren Sie diese idealerweise mit anderen.

- Seien Sie resilient; beschließen Sie, in der Demenz und ihrer Uneindeutigkeit nicht nur das Schlechte, sondern auch etwas Gutes zu sehen.
- Wenn Sie das Gute akzeptieren, verfügen Sie über zusätzliche Flexibilität – eine größere Menge von Bewältigungsstrategien –, um dem Druck der Betreuung und Pflege besser standzuhalten.
- Das Positive an uneindeutigem Verlust zu sehen erfordert Fantasie, Neugier und Kreativität.
- Wenn Sie den Druck der Betreuung und Pflege aushalten, können Sie stärker werden.
- In der Uneindeutigkeit liegen sowohl Schrecken als auch Humor, und es ist nützlich, in einer traurigen Situation zu seinem Humor zu finden.
- Niemand hat Ihre besondere Situation jemals zuvor erlebt, also gestatten Sie sich zu improvisieren. Tun Sie einfach, was Sie für richtig halten.
- Seien Sie spontan; seien Sie so flexibel, dass Sie Ihren Blickwinkel jederzeit ändern können. Niemand weiß genau Bescheid, also beobachten Sie, seien Sie neugierig und analytisch – verhalten Sie sich so wie in einem Krimi.
- Streben Sie nach Spiritualität. Es braucht nicht nur religiöse Spiritualität zu sein. Bemühen Sie sich, unklare Situationen zu akzeptieren, entwickeln Sie Vertrauen ins Unbekannte.
- Wir können durch viele verschiedene Kunstformen – Literatur, Comedy, Film, Theater und Musik – mehr darüber erfahren, wie köstlich und absurd Uneindeutigkeit ist.

- Eine Liebesbeziehung ist sowohl schmerzlich als auch schön. Je mehr Sie für den anderen empfinden, desto schwerer ist es, sich zu verabschieden.
- Wir können vielleicht unser Entsetzen vor Demenz nicht überwinden, aber wenn wir erst einmal die wirkliche Quelle unseres Entsetzens verstanden haben, können wir leichter damit umgehen.

9
Die »genügend gute« Beziehung

> »Steht es fest, dass das weniger Gute nicht genau dasselbe ist wie das Gute, hat es dennoch seine Berechtigung und muss geschützt werden, als ob es einen neuen Wert enthielte? Vielleicht ja.«

Florida Scott-Maxwell, »The Measure Of My Days«[1]

In menschlichen Beziehungen gibt es nur selten absolute Anwesenheit oder Abwesenheit. Für jemanden hundert Prozent präsent – emotional wie physisch – zu sein ist in mobilen Gesellschaften, in denen die Menschen außer Haus arbeiten oder in einer anderen Stadt, nur selten möglich. Aber wenn Ihr geliebter Mensch demenzkrank ist, kann die Inkongruenz zwischen An- und Abwesenheit Ihres Angehörigen kräftezehrend sein.

Bevor es nicht ein Heilmittel oder eine vorbeugende Maßnahme gegen Demenz gibt, kann Wandel nur innerhalb Ihres eigenen Denkens stattfinden. Ihre Wahrnehmung einer guten Beziehung muss sich auf einen neuen Wert verschieben: weniger gut. Sie können Ihre Perfektionsstandards aufweichen, damit Sie nach und nach erkennen können, dass auch eine »genügend gute« Beziehung ihren Wert hat.

Diese Idee zu akzeptieren bedeutet nicht, dass Sie aufgeben. Diese Art von Akzeptanz ist eine *aktive* Entscheidung, die Realität einer Beziehung aufgrund von Demenz anzuerkennen. Letztlich sehen Sie die Dinge so, wie sie wirklich sind, unvollkommen und alles andere als ideal,[2] aber wichtiger ist jetzt für Sie Selbstkontrolle, und dadurch gewinnen Sie die Würde des freien Willens. Es geht gar nicht um Aufgeben, sondern darum, stark und kontrolliert zu bleiben. Es ist *Ihre Wahl*, eine Beziehung zu schätzen, die weniger als perfekt ist.

Um diesen Wandel vollziehen zu können, müssen Sie aufhören, die Uneindeutigkeit zu bekämpfen, und das anerkennen, was Sie noch haben. Wenn Sie die Person, die Sie lieben, noch berühren und mit ihr reden können, auch wenn das Gespräch einseitig verläuft; wenn Sie sie anlächeln können, auch wenn das Lächeln nicht erwidert wird; wenn Sie einfach nur mit ihr zusammen sein können, dann kann das ausreichend sein. Darin liegt für Sie eine neue Art von Hoffnung. Sie treffen diese Entscheidung, und Sie vergeuden nicht mehr länger kostbare Energie, um etwas in Ordnung zu bringen, was wahrscheinlich nicht besser werden wird. Angesichts einer Demenz oder anderen Erkrankungen, bei denen die Anwesenheit nicht mehr absolut ist, entdecken Sie neue Hoffnung nur, wenn Sie die Unvollkommenheit von Liebe und Fürsorge akzeptieren. Ihre Beziehung mag nicht perfekt sein, aber Sie können sich dafür entscheiden, das, was noch da ist, als »gut genug« zu akzeptieren. Diesen Teil haben Sie in der Hand.

Als Therapeutin habe ich immer gestaunt, wenn ich diesen Beziehungswandel beobachtet habe. Sie können ihn auch vollziehen, aber er passiert nicht automatisch. Sie müssen den Wandel ganz bewusst herbeiführen, und dann werden Sie, vorausgesetzt, dass der Demenzpatient nicht aggressiv ist, so friedvoll und stark sein, wie Sie es nie geahnt hätten.

Wenn Sie lernen, unbeantwortete Fragen zu akzeptieren und Ihr Verlangen nach einem Abschluss zu zügeln, werden Sie feststellen, dass Stress und Angst nachlassen und Sie die Resilienz entwickeln können, um eine Beziehung mit jemandem zu ertragen, der jetzt von Ihrer Fürsorge abhängt. Wenn Sie die Demenz in gewisser Weise als Lehrer akzeptieren, zeigt sie Ihnen, dass *Sie* nicht nur Ihre Wahrnehmungen, sondern auch Ihr tiefstes Wesen ändern müssen. Sie erteilt Ihnen Lektionen bezüglich Widrigkeiten, und wenn Sie bereit sind, sich zu ändern, können Sie stärker werden.

Bevor Sie jedoch beschließen, sich auf die genügend gute Beziehung einzulassen, müssen Sie bereit sein, Ihr Verlangen nach Unabhängigkeit loszulassen. Das ist in unserer Kultur kein einfaches Unterfangen, aber viele haben es bereits getan, um sich und die Angehörigen, die sie betreuen und pflegen, zu schützen. Im mittleren Alter wird es zunehmend notwendig, dass wir uns auf unsere Partner, Kinder und Freunde stützen können, damit sie uns helfen – und indem wir das tun, beginnen die Ideale von Autarkie und Unabhängigkeit zu bröckeln.

Der Mythos der Unabhängigkeit

Trotz einer zunehmend alternden Bevölkerung wird individuelle Unabhängigkeit in unserer Gesellschaft außergewöhnlich hoch geschätzt, manchmal sogar in gefährlichen Ausmaßen. Leute wollen so lange wie möglich »unabhängig« bleiben, selbst wenn ihre Unabhängigkeit einen hohen Preis kostet. Von Familien wird erwartet, dass sie so lange wie möglich für ihre Angehörigen sorgen. Dabei wird wenig auf die Angehörigen geachtet, weil nicht anerkannt wird, dass es manchmal auf Kosten der Gesundheit und Unabhängigkeit der pflegenden Person geht, wenn ein Patient nicht in einem Pflegeheim untergebracht wird.

Die meisten von uns werden möglicherweise entweder zu jemandem, der betreut, oder jemandem, der Betreuung braucht, und wenn dies geschieht, wird Unabhängigkeit zum Mythos. So wie wir die Unabhängigkeit schätzen, sollten wir die gegenseitige Notwendigkeit der Unterstützung schätzen. Eine solche Beziehung ist nicht zwangsläufig ungesund, im Gegenteil. Nur so können Familien und Paare in einer alternden Gesellschaft überleben.

Ich erinnere mich an ein Gespräch mit dem Familientherapeuten Carl Whitaker, mit dem ich während meines Doktorandenstudiums an der Universität von Wisconsin-Madison eine Zeit lang als Co-Therapeutin zusammengearbeitet habe. Ich hatte mich immer über den seltsamen Tisch gewundert, der in seinem Büro vor der Couch stand. Er war geformt wie Yin und Yang: zwei getrennte Hälften, die das Männliche und das Weibliche symbolisieren, wobei jede Hälfte für sich allein stehen (im Fall des Tisches, weil jede Hälfte drei Beine hatte) oder aber zu einem Kreis zusammengefügt werden konnte. Der Tisch sah selbst gebaut aus. Schlechter Schreiner, dachte ich. Am meisten verblüffte mich jedoch, dass Yin und Yang mit dicken Schrauben miteinander verbunden waren. Ich fand, dass das der Bedeutung des uralten Symbols völlig zuwiderlief.

Eines Tages, als wir gemeinsam auf ein Paar warteten, das zur Therapiesitzung kommen sollte, fragte ich Dr. Whitaker nach seinem Tisch. Er sagte, er habe ihn in der Tat selber gebaut.

»Und warum haben Sie die beiden Hälften zusammengeschraubt?«, fragte ich ihn.

So knapp, wie ich es von ihm gewohnt war, erwiderte er: »Wenn Paare älter werden, ist es in Ordnung, zusammengeschweißt zu sein.«

Damals war ich gerade erst vierzig geworden und erfüllt von schwer erarbeiteter ehelicher Unabhängigkeit.

Ich schrieb an meiner Doktorarbeit und forschte darüber, wie wichtig es ist, in einer Ehe seine Individualität zu erhalten. Ich verstand nicht, was Whitaker meinte, als er erklärte, eine symbiotische Beziehung sei in Ordnung.[3] Noch einige Male sprach ich das Thema an, und mir wurde immer klarer, dass er und seine Frau Muriel tatsächlich eins waren. Wir Studenten wussten alle, wie nahe sie sich waren. Am Ende nahm sie sogar an sämtlichen Therapiesitzungen teil.

Jetzt, da ich in den Siebzigern bin – in dem Alter, in dem Carl die Yin- und Yang-Hälften zusammengeschraubt hatte –, weiß ich, was er meinte. Mein Mann und ich sind ziemlich oft auf die Hilfe des anderen angewiesen. Ich stütze mich auf ihn, wenn mein Rücken nicht mehr mitmacht; er stützt sich auf mich, wenn seine rheumatische Arthritis aufflammt. Und doch sehen wir uns auch weiterhin als unabhängige Individuen. Wir lächeln über das Paradox, dass unsere gegenseitige Unterstützungsbedürftigkeit uns erlaubt, *unabhängig* zu sein.

~

Je älter Sie werden, desto schwerer wird es, unabhängig zu sein, und aus der Notwendigkeit heraus wird gegenseitige Abhängigkeit zur Norm. Ein Partner hängt vom anderen ab, Eltern hängen von erwachsenen Kindern ab. Zuerst geht es dabei nur ums Autofahren, das Bezahlen von Rechnungen und die Einnahme von Medikamenten, aber später dann auch um mehr: anziehen, füttern, trinken, zur Toilette gehen, aus dem Bett auf den Stuhl heben und wieder zurück, Tag für Tag, Jahr für Jahr. Das Überleben hängt davon ab, wie bereitwillig jemand immer da ist, um die Bedürfnisse des anderen zu erfüllen. Die Person können nicht immer Sie sein, sonst sind Sie bald am Ende Ihrer Kräfte. Sorgen Sie dafür, dass andere Ihnen die Arbeit abnehmen, damit Sie sich auch einmal erholen können.

Wieso sorgen Menschen für andere?
In einer Gesellschaft, die großen Wert auf Selbständigkeit legt, kann es traumatisch sein, an jemanden gebunden zu sein, der keineswegs selbständig ist. Sie fühlen sich hilflos. Wie die Hälften von Whitakers Couchtisch sind auch Sie fest an die Person geschraubt, die Sie pflegen. Die Freiheit, die Sie vorher erlebt haben, gibt es nicht mehr. Sie sind nicht im üblichen psychologischen Sinn miteinander verbunden, sondern Sie müssen sich anpassen, weil Ihr geliebter Mensch allein nicht überleben kann. Und wenn Ihnen nicht jemand hilft oder für Sie einspringt, stecken Sie in der Tat fest. Ohne Sie hat die Beziehung keine Stabilität. Sie ist chaotisch und manchmal noch nicht einmal genügend gut. Warum betreuen Menschen also weiter?

Menschen kümmern sich aus den unterschiedlichsten Gründen um andere. Eine betreuende Angehörige, die Dichterin Carol Connolly, sagte mir, es sei noch so viel Gutes in ihrer Beziehung:

»Mein Lebensgefährte war fünfzehn Jahre lang demenzkrank, und in dieser Zeit gab es viel Positives für mich. Meine Anwesenheit schien ihm immer gutzutun. Ich vermisse ihn sehr, und zwar in beiden Zuständen, wie er vorher und nachher war. Beide Zeiten hatten viel Gutes für mich.«

Eine andere Angehörige sagte mir, sie wollte das Richtige tun:

»Ich habe das Gefühl, einen Teil meines Lebens an einem sehr bewölkten Ort verbracht zu haben. Aber ich warte nicht mehr darauf, dass mein Lebensgefährte stirbt. Ich habe mich in der Uneindeutigkeit verloren, ich weiß das. Doch jetzt habe ich wieder zu mir selbst gefunden. Ich wollte immer das Richtige tun, aber es hat eine Weile gedauert, bis ich erkannt hatte, was das Richtige war.«

Und wieder eine andere Angehörige konnte gar nicht sagen, warum sie pflegte:

»Selbst ich frage mich, wie ich das mache, dass ich jeden Tag neben ihm sitze, ihm Musik vorspiele, ihm irgendwas erzähle, seine Hand halte, ihm sage, dass ich ihn liebe. Aber ich bin zufrieden, wenn ich bei ihm bin, auch wenn ich um den Verlust seines Lächelns trauere und meinen Namen nicht mehr aus seinem Mund hören werde.«

Wir wissen, dass die Reise für eine betreuende Angehörige emotional anstrengend und lang ist. Viele pflegen hauptsächlich aus Liebe und Pflichtgefühl; andere sagen mir, sie tun es deshalb, weil andere Optionen zu teuer sind oder weil die Gesellschaft es von ihnen erwartet. Aus zahlreichen Gründen ist der Druck auf Familienmitglieder, Demenzpatienten *zu Hause* zu pflegen, sehr groß und Millionen haben diese Rolle akzeptiert. Nel Noddings, Professor in Stanford, der über die Ethik der Pflege geschrieben hat, sagt, dass der Akt des Pflegens nicht in die Motivationstheorien der Psychologie passt, weil er über die Motivation von Selbsterhaltung und Profit hinausgeht.[4] Menschen pflegen auch, wenn es ihnen nichts bringt.

Warum machen betreuende Angehörige weiter, auch wenn ihre Finanzen und ihre Gesundheit in Gefahr sind? Die typischen Antworten, die ich höre, lauten: »Ich habe vor dem Traualtar gelobt, ›in Krankheit wie in Gesundheit, bis der Tod uns scheidet‹, und ich werde mein Versprechen halten«, oder »Ich glaube an das Gebot, Vater und Mutter zu ehren, deshalb kümmere ich mich um sie.« Wieder andere sagen, sie pflegen, weil sie es einfach für richtig halten.

Die Motivationen von betreuenden Angehörigen mögen immer noch im Dunkeln liegen. Vielleicht versteht man sie am besten durch Liebe; Wissenschaftler haben allerdings Probleme mit diesem Konzept, da es sich nicht einfach messen lässt. Aber ich sehe häufig Liebe – in meiner Praxis, in Workshops, in Pflegeheimen, sogar im Einkaufscenter, wenn ein alter Mann stehen bleibt, um seiner demenzkranken Frau zu helfen, die sich nicht mehr alleine zurechtfinden kann. Was aus Liebe und Empathie entsteht, auch wenn sie mit Verpflichtung gemischt sind, nennt man Fürsorge, und sie ist eine der wertvollsten Ressourcen in einer alternden Gesellschaft.

Die Kehrseite: Wenn »genügend« nicht funktioniert
Wenn die Person, die jetzt Pflege braucht, sich aggressiv Ihnen gegenüber verhalten hat, dann ist es nur zu verständlich, dass die genügend gute Beziehung nichts für

Sie ist. Bei Inzest, Missbrauch oder emotionaler Vernachlässigung möchten Sie vielleicht die Beziehung völlig aufgeben.

Niemand erwartet von Ihnen, dass Sie jemanden pflegen, der Sie vor Jahren missbraucht oder vernachlässigt hat. Einen Angehörigen zu pflegen, der Sie physisch oder psychisch missbraucht hat, ist gefährlich. Und das Gefühl, es ihm heimzahlen zu wollen, ist ebenfalls gefährlich. Das sind gute Gründe, um *nicht* zu pflegen. Reden Sie mit jemandem über Ihre Möglichkeiten. Andere Menschen können die direkte Pflege übernehmen. Wenn der Patient über genügend finanzielle Mittel verfügt, erstellen Sie einen Plan für professionelle Pflege. Wenn nicht, sprechen Sie mit dem Sozialamt, um Alternativen zu finden.

Jeder Fall ist anders, aber bei den meisten empfehle ich eine Art Case-Management – meist durch einen Sozialarbeiter gewährleistet –, um sicherzugehen, dass das Pflegeteam oder das Pflegeheim Ihren Angehörigen gut behandelt. Mehr können Sie angesichts Ihrer Familiengeschichte wahrscheinlich nicht tun. Diese minimale Aufmerksamkeit jedoch mildert Gefühle der Ambivalenz, der Wut und der Schuld und fördert Ihr emotionales Wachstum. Wie Nel Noddings schrieb: »Ich ›pflege‹ diese Person nicht. Ich hasse sie vielleicht, aber das brauche ich nicht. Wenn ich etwas für ihn tue … so tue ich das für mein eigenes ethisches Ich.«[5]

Manchmal kann selbst in guten Beziehungen der Wandel zu einem Patienten-Pflegeperson-Verhältnis nicht vollzogen werden. Eine Kollegin hat mir von so einem Paar erzählt. »Beide waren sehr stark und autonom. Sie konnten einfach ihr Verhältnis nicht verändern – sie war zu unabhängig, um Pflege zu akzeptieren; er zu ungeduldig, um sie zu überreden.« Für die beiden reichte »genügend gut« nicht aus.

Wenn es Ihnen an Geduld mangelt, sind Sie nicht zum Pflegen geschaffen; wenn Ihr geliebter Mensch so aggressiv reagiert, dass Sie nicht damit umgehen können, müssen Sie Alternativen finden. Schuldgefühle verhindern häufig, dass Menschen das Richtige tun, aber hierin liegt das Paradox: Was Sie für richtig *halten*, ist vielleicht falsch. Manchmal ist es einfach das Richtige für Ihren Angehörigen – und Sie –, institutionelle oder professionelle Pflege in Anspruch zu nehmen. Dann könnten Sie zu Besuch kommen oder wenigstens die Pflege beaufsichtigen. Ihr Ziel ist es, menschlich zu sein, aber Sie müssen sich auch davor schützen, weiter verletzt zu werden.

~

Sie müssen vermeiden, in einer Beziehung isoliert zu werden, die höchstwahrscheinlich nie wieder gegenseitig sein wird. Ein gewisses Maß Ihrer selbst muss geschützt und umsorgt werden. Ich empfehle *nicht*, sich aneinanderzuketten. Ich stelle mir eher vor, dass die beiden Hälften Ihrer Beziehung ein Ganzes bilden, indem sie einander stützen, aber von Zeit zu Zeit müssen andere an Ihre Stelle treten, um Sie zu entlasten.

Wenn Ihre erwachsenen Kinder sich weigern, Sie zu unterstützen, oder noch schlimmer, Sie aus der Ferne kritisieren, bestehen Sie auf einem Familientreffen, bei dem ein Familientherapeut anwesend sein sollte.[6] Familienkonflikte mit erwachsenen Kindern und vor allem Stiefkindern können ausgesprochen schwerwiegend sein; sie können Sie noch mehr in die Isolation treiben.[7] Vor allem aus diesem Grund wird eine Wahlfamilie wichtig. Hinzu kommt, dass Sie als betreuende Angehörige ständig das Ungleichgewicht Ihrer Beziehung ausgleichen müssen.

Es ist leichter, eine genügend gute Beziehung zu akzeptieren, wenn es eine andere Beziehung gibt, in der das Verhältnis von Geben und Nehmen ausgeglichener ist. Suchen Sie sich Menschen, mit denen Sie sich gut verstehen. Suchen Sie sich jemanden, der Sie für die Unterstützung, die Ihnen fehlt, entschädigt. Auch Sie brauchen jemanden, auf den Sie sich stützen können. Das braucht jeder Mensch. Mit einer Wahlfamilie bringen Sie Ihr Leben wieder ins Gleichgewicht.

Streben Sie nicht nach Perfektion. Machen Sie alles einfach, so gut Sie können. Das Gefühl, nie genug zu tun, kennen alle betreuenden Angehörigen. Schließen Sie Frieden mit der Unvollkommenheit. Ihre Beziehung ist vielleicht weniger als perfekt, aber es liegt an Ihnen, das, was noch da ist, als genügend zu akzeptieren. Das haben Sie in der Hand.

Ideen zur Reflexion und Diskussion

- Weil Anwesenheit und Abwesenheit keine Absoluten in menschlichen Beziehungen sind, befinden sich die meisten von uns in keineswegs perfekten Beziehungen. Deshalb wissen wir auch bereits, wie wir mit Uneindeutigkeit leben können.
- Es ist Ihre Wahl, die Idee einer genügend guten Beziehung zu akzeptieren.
- Unabhängigkeit in Beziehungen zwischen älteren Menschen bleibt ein gesellschaftliches Ideal, ist aber häufig ein Mythos.
- Aus der Notwendigkeit heraus wird gegenseitige Unterstützungsbedürftigkeit die Norm bei älteren Paaren und Familien.
- Wenn Sie Missbrauch oder Vernachlässigung erfahren haben, denken Sie besser zweimal darüber nach, ob Sie pflegen wollen. Es gibt andere Optionen.
- Die Gründe, die Rolle des Pflegenden zu übernehmen, sind unterschiedlich, letztlich aber lassen sie sich auf Liebe zurückführen. Das ist für Wissenschaftler schwierig zu erforschen, aber trotzdem real.

Schlussfolgerung

Bis es vorbeugende Maßnahmen oder ein Medikament gibt, werden nur wenige von uns den Schmerz vermeiden können, jemanden, den wir lieben, an Demenz zu verlieren. Viele werden den uneindeutigen Verlust erfahren, wenn der Verstand, das Gedächtnis, die Urteilskraft und sogar die Persönlichkeit eines geliebten Menschen sich verabschieden. Wenn Demenz ins Spiel kommt, sei es wegen Alzheimer oder anderen Demenzerkrankungen, wächst die Wahrscheinlichkeit der gegenseitigen Abhängigkeit – eine Person braucht Pflege, und die andere gibt sie.

Das Ziel ist *nicht*, dass Sie Ihre Unabhängigkeit wiedergewinnen, sondern resilient und gesund bleiben in einer Beziehung, die jetzt weniger als perfekt ist, mit einem geliebten Menschen, der zwar physisch präsent, psychisch aber abwesend ist. In diesem Buch habe ich Sie dazu ermutigt, mit anderen in Kontakt zu bleiben, damit Sie mit dem Stress zurechtkommen. Menschliche Kontakte sind notwendig für die Gesundheit. Ein Mitglied der Angehörigengruppe an der Universität von Minnesota, die sich immer samstagvormittags trifft, fasst es so zusammen: »Ich habe über siebzehn Jahre lang meinen Mann gepflegt, und wir haben seine Alzheimer-Krankheit gemeinsam durchlebt. Er war drei Jahre lang in einem Pflegeheim – nachdem ich ihn dort untergebracht hatte, habe ich ein Jahr gebraucht, um damit klarzukommen. Jetzt liegt er im Sterben, und ich klammere mich an die Worte, die er immer sagte: ›Ich will, dass du weitergehst – jemand Neuen findest – das würde ich auf jeden Fall tun.‹«

Anhand der Ideen in diesem Buch können Sie lernen, mit dem Stress im Schattenland der Demenz umzugehen. Lassen Sie Ihr Bedürfnis nach Gewissheit und absoluten Antworten los. Anerkennen Sie Ihre Traurigkeit und sprechen Sie mit anderen darüber. Trauern Sie, wenn Ihnen danach zumute ist, und sagen Sie sich immer wieder, dass Sie keinen Abschluss brauchen. Je mehr Sie die Uneindeutigkeit des Verlusts bei Demenz akzeptieren können, desto weniger Angst macht sie Ihnen.

Vor allem denken Sie daran, für sich selbst zu sorgen. Achten Sie darauf, wann Sie eine Pause brauchen. Eine kluge Angehörige hat vor allem auf diesen Punkt hingewiesen: »Mir wurde klar, dass ich meine Mutter nicht gesund machen konnte, aber ich konnte daran arbeiten, mich selbst zu heilen.«[1] Pflegen bedeutet nicht, seine Gesundheit zu zerstören; es muss nicht zu Depression und Isolation führen, sondern kann zu emotionalem Wachstum und einer ungeahnten Stärke führen.

Als ich mit diesem Buch begann, wollte ich Ihnen helfen, Sinn und Hoffnung zu finden, trotz Ihrer schwierigen Reise mit dem uneindeutigen Verlust bei Demenz. Wenn Sie es gewohnt sind, Probleme zu lösen, kann diese Erfahrung besonders aufreibend sein. Die beste Methode, um Veränderungen einzuleiten und den Stress zu verringern, liegt in Ihrer eigenen Wahrnehmung und dem Sinn, den Sie der Situation geben. Ihre Reise ist psychischer Natur.

Demenz muss keine Angst machen, aber den Stress der Verzweiflung und der gemischten Gefühle, den die Erkrankung heutzutage bei Millionen von Familien hervorruft, muss jeder anerkennen. Um mit den Spannungen umzugehen, müssen Sie beginnen, auf neue Art zu denken. Es ist möglich, zur gleichen Zeit zwei widersprüchliche Konzepte zu denken – Abwesenheit und Anwesenheit, Kummer und Freude, Wut und Hoffnung. Im Falle einer Demenzerkrankung sind sie alle Realität. Statt Frustration oder Angst zu empfinden oder gegen die Verwirrung anzukämpfen, akzeptieren Sie die Uneindeutigkeit und fahren Sie fort mit der Pflege, auch wenn Ihr Angehöriger Sie nicht mehr erkennt. Paradoxerweise kann dieser Verlust Ihnen dabei helfen, sich *selbst* zu erkennen. An einer imperfekten Beziehung teilzuhaben erfordert Mut und Empathie; es vertieft Ihre Menschlichkeit. Und *das* ist Ihre Quelle neuer Hoffnung.

Setzen Sie die Reise fort

Wir sind jetzt am Ende unserer gemeinsamen Reise angelangt, aber Ihre Reise ist noch nicht zu Ende, wenn Ihr Kampf mit dem uneindeutigen Verlust bei Demenz noch andauert. Hier finden Sie noch einmal eine Zusammenfassung der einzelnen Kapitel, damit Sie sie bei Bedarf zur Hand haben.

Kapitel 1: Für Sie und Ihren geliebten Menschen stellt Demenz uneindeutigen oder unklaren Verlust dar. Das ist eine der schwierigsten Arten von Verlust, weil es keinen Abschluss gibt.

Kapitel 2: Ohne dass Sie Schuld daran haben, führt Demenz zu komplizierter Trauer. Obwohl die Komplikationen nicht aus Ihrer persönlichen Schwäche resultieren, brauchen Sie professionelle Hilfe, um zwischen Traurigkeit und Depression unterscheiden zu können. Es ist völlig normal zu trauern, auch wenn Ihr geliebter Mensch noch am Leben ist.

Kapitel 3: Jemanden zu betreuen, der demenzkrank ist, löst Stress aus. Wenn Sie Ihre Resilienz erhalten wollen, müssen Sie das Sowohl-als-auch-Denken sowie den Umgang mit Stress lernen. Resilienz bedeutet mehr als nur Belastbarkeit. Es bedeutet, dass Sie durch Widrigkeiten stärker werden.

Kapitel 4: Es gibt den Mythos, dass gesunde Menschen nach kurzer Zeit zu einem Abschluss kommen, aber in der Realität müssen die meisten Menschen lernen, mit Trauer zu leben. Wir vergessen die Menschen nicht, die wir geliebt haben.

Kapitel 5: Wir leben in einer der individualistischsten Kulturen der Welt, und doch bleiben Beziehungen die Quelle unseres Glücks.[2] Manchmal brauchen wir eine Wahlfamilie. Menschliche Kontakte halten uns gesund.

Kapitel 6: Familienrituale, Feste und Zusammenkünfte helfen uns dabei, einen Sinn in unseren üblichen Verlusten und unserer Trauer zu sehen, aber bei Demenz hören Verlust und Trauer nicht auf. Kreieren Sie neue Rituale für diese Art von Verlust.

Kapitel 7: Reden Sie mit anderen über die sieben Richtlinien für eine Reise mit Demenz. Denken Sie über Sinn, Kontrolle, Identität, Ambivalenz, Bindung, Hoffnung – und Fürsorge für sich selber – nach. Die Reihenfolge spielt keine Rolle.

Kapitel 8: Wenn Sie die gute Seite der Uneindeutigkeit in Ihrer Beziehung sehen können, gibt Ihnen das die Resilienz, um die emotionale und physische Belastung der Pflege auszuhalten. Leben Sie jeden Tag so, wie er kommt, machen Sie das Beste daraus und lachen Sie, so oft Sie können. In manchen Fällen gibt es keine gute Seite, also bedenken Sie andere Optionen.

Kapitel 9: Wenn Sie jemanden mit Demenz lieben, ist das Ziel nicht Perfektion. Der neue Standard für Ihre Beziehung ist einfach nur, dass sie genügend gut sein sollte. Leben mit Demenz kann alles andere als ideal sein und trotzdem immer noch ganz gut. Sie selbst bestimmen Ihre Wahrnehmung.

Über die Zusammenarbeit mit professionellen Fachkräften

Ich möchte Ihnen nicht vorenthalten, was ich in Workshops, Gruppen und meiner klinischen Arbeit über die Beziehung zwischen medizinisch ausgebildeten Professionellen und betreuenden Angehörigen höre. Die Beziehung kann unter Umständen angespannt sein, aber denken Sie daran, dass beide Parteien hart arbeiten, um sich um die kranke Person zu kümmern.

Ich habe bereits ein Buch für medizinisches Fachpersonal geschrieben, in dem ich diese dazu aufgefordert habe, mit den Familien zusammenzuarbeiten,[1] und heute wende ich mich an Sie.

Als pflegende Familienangehörige müssen Sie als Teil des professionellen Gesundheitsteams für die an Demenz erkrankte Person anerkannt sein und auch so behandelt werden. Um dies zu erreichen, sollten das Fachpersonal, das sich um Sie kümmert, und Sie sich gegenseitig vermehrt bewusst wahrnehmen. Dadurch entstehen zwar nicht zwangsläufig perfekte Lösungen, aber die Frustration wird im Rahmen gehalten – was letztlich der demenzerkrankten Person nutzt.

Medizinisches Fachpersonal

Die Pflegebeziehung stellt alles infrage, was uns in medizinischen Berufen über menschliche Beziehungen beigebracht worden ist. Deshalb kommt es vor, dass eine pflegende Angehörige in einem negativen Licht gesehen wird – zu eng verbunden, zu emotional, zu ängstlich oder depressiv. Eine Pflegefachfrau sagte einmal zu mir, als ich auf den Anruf meiner Mutter hin zur Schlafenszeit noch ins Pflegeheim kam: »Sie kleben ja förmlich aneinander.« Ihre Bemerkung traf mich wie eine Ohrfeige. Ich hatte gerade sechs Stunden Fahrt von

St. Paul, Minnesota, ins südliche Wisconsin hinter mir und war nicht mehr rechtzeitig angekommen, um die regulären Besuchszeiten wahrzunehmen. Meine Mutter machte sich Sorgen und hatte mich angerufen, also fuhr ich hin, beruhigte sie und sagte ihr Gute Nacht.

Den meisten Professionellen, ich eingeschlossen, wurde beigebracht, dass eine symbiotische Beziehung pathologisch sei, die Pflegefachfrau hat unsere Interaktion an jenem Abend – eine Tochter, die sofort auf den Anruf ihrer Mutter reagiert – so wahrgenommen. Zweifellos hatte sie das so gelernt, aber heutzutage belegen Psychologen wie Robert-Jay Green und Paul Werner, wie unfair eine solche Feststellung gegenüber den Angehörigen ist.[2]

Als betreuende Angehörige reagieren Sie per definitionem auf alles; das erfordert Ihre selbst gewählte Aufgabe. Diese Empfänglichkeit für Signale drückt sich in Begriffen aus, die für viele professionelle Pflegepersonen negativ belegt sind: *co-abhängig, verstrickt und undifferenziert, ohne Selbstgefühl* unter anderem. Solche Begriffe jedoch schaden Menschen, die für andere sorgen – ob es sich nun um Neugeborene, Behinderte, Sterbende oder Demenzerkrankte handelt. Angehörige sollten nicht aufgrund der Arbeit, die die Gesellschaft von ihnen erwartet, pathologisiert werden.

Ich habe Deborah, die ihren Mann, einen Arzt, pflegte, bereits in Kapitel 6 erwähnt. Obwohl sie als Psychologin in einem Krankenhaus arbeitete, hat auch sie schlechte Erfahrungen gemacht. In ihrem Fall ging es um Sicherheit:

»Die professionellen Pfleger konzentrieren sich nur auf den Patienten: Sie stellen die Diagnose, ohne sich um die Sicherheit der Angehörigen Gedanken zu machen. Nur wenige Ärzte reden mit den Angehörigen über ihr Wohlergehen, die meisten betrachten das als überflüssig. Die

Angehörigen sind ja nicht ihre Patienten, also interessieren sie sich auch nicht für sie. Diese Einstellung muss sich ändern, wenn Patienten kognitiv beeinträchtigt sind und noch zu Hause leben. Ärzte und medizinisches Fachpersonal sollten die Familie als Teil des Teams betrachten. Doch die meisten tun das nicht.«

Auch eine andere betreuende Angehörige hat schlechte Erfahrungen gemacht, fand letztlich aber Hilfe:

»Das medizinische Fachpersonal hat mir nicht dabei geholfen, meinen Mann mit der Realität zu konfrontieren. Die Ärzte spielten seinen Geisteszustand und seine Gewalttätigkeit ständig herunter. Ein Arzt riet uns sogar, zur Eheberatung zu gehen! Ich flehte sie an. Schließlich sagte eine Ärztin ihm – in meiner Gegenwart: ›Sie haben subkortikale MS (multiple Sklerose), und es wird immer schlimmer werden.‹ Ich dankte ihr, weil sie die Einzige war, die uns sagte, was auf uns zukam.«

Die strengen Regeln der Schweigepflicht haben bestimmt viele Ärzte ihres Mannes davon abgehalten, sie ausführlich zu informieren, aber die Gründe für die Zurückhaltung können auch in der Ausbildung liegen. Nur wenige Ärzte, die Demenzpatienten behandeln, haben in der Ausbildung gelernt, besorgte oder ängstliche Angehörige zu beruhigen oder mit (oft zerstrittenen) Familien zu sprechen. Und noch wenigere nehmen sich die Zeit dazu.

Deshalb brauchen Angehörige ihren *eigenen* Arzt, mit dem sie sprechen können und der sich Zeit für ihre Probleme nimmt. Dieser Mediziner wird für Sie einstehen, nicht der Spezialist, der für Ihren Angehörigen zuständig ist. Ein Hausarzt sagte mir einmal:

»Meine Patienten sprechen häufig Pflegethemen an. Möglicherweise sind sie wegen einer Bronchitis zu mir gekommen, aber wenn das Thema aufkommt, besprechen wir es. Ich habe schon vielen pflegenden Angehörigen gesagt, sie sollen die Schuld auf mich schieben, wenn sie in ihrer Familie keine freiwillige Unterstützung bekommen oder sich nicht trauen, Familienmitglieder oder Freunde darum zu bitten. Sie sollen einfach sagen, ihr Arzt sei der Meinung, dass sie es nicht mehr allein schaffen. So braucht die Angehörige kein schlechtes Gewissen zu haben, wenn sie um Hilfe bittet. Ich habe auch erwachsenen Kindern, die ihre Eltern pflegen, erklärt, sie sollten nicht warten, bis ihre Geschwister ihnen Hilfe anbieten. Stattdessen sollten sie einfach ein Familientreffen einberufen und die Aufgaben verteilen. Und ich weiß, dass die Ärzte, mit denen ich zusammenarbeite, es genauso machen. Wenn wir nicht befugt sind, mit Tochter oder Sohn zu sprechen, dann versuchen wir, die entsprechende Erlaubnis zu bekommen oder reden zumindest mit jedem, mit dem wir sprechen dürfen, damit die Informationen weitergegeben werden können. Im Allgemeinen sind die Ärzte, mit denen ich in den letzten zwanzig Jahren zusammengearbeitet habe, in stärkerem Maße bereit, es zu versuchen und zu helfen, anstatt Barrieren aufzubauen.«

Psychotherapeuten und Psychologen

Psychotherapeuten sind möglicherweise auch nicht dafür ausgebildet, mit Angehörigen zu arbeiten. Zwar wurde gegen Ende der 1980er-Jahre die Vorstellung eines unerlässlichen Gleichgewichts in Ehe und Familie aufgegeben,[3] aber in der therapeutischen Ausbildung geht man immer noch davon aus, dass, wenn eine Person pflegebedürftig ist, die andere einen Nutzen daraus zieht. Deshalb werden Rollen wie Ihre, in denen sich jemand sehr stark einbringt (wie das bei Ihnen der Fall ist), immer noch in negativem Licht gesehen.[4]

Bei manchen Therapeuten erregen Sie auch heute noch Misstrauen, wenn Sie Ihre Unabhängigkeit aufgeben zum Wohle des Patienten; wenn Sie persönliche Grenzen überschreiten, um die Pflegearbeit zu leisten, zu der Ihr geliebter Mensch nicht mehr fähig ist; wenn Sie sich im »36-Stunden-Tag«[5] verlieren oder wenn Sie die Generationsgrenzen umkehren, indem Sie für einen Elternteil sorgen. Aber die Realität sieht anders aus: Wenn Sie eine Person mit Demenz pflegen, ist normal, was vorher als dysfunktional angesehen wurde.

Depression
Traurigkeit ist für die meisten betreuenden Angehörigen unvermeidbar, Depression jedoch nicht. Statt gleich von einer Depression zu sprechen, ziehen manche Therapeuten die harmloseren Diagnosen »Anpassungsstörung« oder »Beziehungsproblem« vor.[6] Beziehungen werden durch Demenz sicher geschädigt, aber das ist nicht das Gleiche wie die Erkrankung der Angehörigen. Reden Sie mit Ihrem Arzt oder Therapeuten darüber.

Nicht alle Angehörige nehmen die Diagnose Depression so negativ auf wie Mary, von der ich erzählt habe, aber vielen gefällt es nicht, als »krank« bezeichnet zu werden. Sie empfinden dann Schuldgefühle und Scham – und Gefühle der Unzulänglichkeit, das genaue Gegenteil von dem, was jemand, der pflegt, empfinden sollte.

Sie müssen wissen, dass die Pflege eines Demenzkranken, selbst bei den stärksten Menschen, Symptome hervorrufen kann. Erzählen Sie Ihrer Ärztin oder Ihrem Therapeuten von der Realität Ihres Lebens. Wenn er oder sie nicht zuhören will, dann suchen Sie nach jemandem, der es tut. Hausärzte und Pflegefachkräfte hören Ihnen vermutlich eher zu als der Spezialist, der die Demenz Ihres Angehörigen behandelt. Schildern Sie aufrichtig Ihre Gefühle. Wenn Sie traurig sind und das Gefühl haben zu trauern, erzählen Sie es *Ihrer* Ärztin oder *Ihrem* Arzt. Wenn Sie nicht schlafen können, schildern Sie ihm Ihre Situation. Sie leiden vielleicht gar nicht an Schlaflosigkeit, sondern es liegt eher an der Unruhe und den ständigen Forderungen Ihres Angehörigen. Vielleicht haben Sie auch nur Angst einzuschlafen, weil etwas Schlimmes passieren könnte. Ihr Arzt kann über Ihre Lebensumstände erst dann Bescheid wissen, wenn Sie es ihm sagen.

~

Alle Professionellen müssen wissen, dass Sie sich in einer uneindeutigen, unausgeglichenen Beziehung befinden. Dies *erfordert* ein Überfunktionieren. Wie bei Carl Whitakers Couchtisch hält eine Seite die andere stabil. Antidepressiva sind nicht immer die richtige Antwort. Menschliche Kontakte und Verständnis – im Privatleben wie im professionellen Umfeld – sind auch therapeutisch.

Als betreuende Angehörige brauchen Sie alle diese Menschen in Ihrem Leben, damit sie die Komplexität Ihres Alltags besser verstehen. Ihr Versuch, das Richtige in einer unerträglichen Situation zu tun, ist eine lange, schwere Reise, und Sie haben mehr Anerkennung verdient. Erzählen Sie Ihre Geschichte. Niemand sonst kann es.

Weiterführende Informationen auf Empfehlung der Herausgeberinnen

Weitere Bücher von Pauline Boss

Verlust, Trauma und Resilienz. Die therapeutische Arbeit mit dem »uneindeutigen Verlust«. Klett-Cotta, Stuttgart 2008.

Leben mit ungelöstem Leid. Ein psychologischer Ratgeber. C. H. Beck Verlag, München 2000.

Filme auf DVD

(Bei allen vier Filmen wirkte die Herausgeberin Irene Bopp-Kistler mit.)

Glück im Vergessen? Geschichten von Demenzerkrankten und ihren Betreuern. Film von Marianne Pletscher. DOK Schweizer Fernsehen, Schweiz 2009. 50 Min. + 23 Min. Bonusmaterial. Erhältlich bei Präsens-Film, Münchhaldenstr. 10, Postfach 119, 8034 Zürich. http://shop.praesens.com.

Behütet ins gemeinsame Boot. Theaterferien für Demenzbetroffene. Film von Marianne Pletscher in Zusammenarbeit mit der Alzheimervereinigung Kanton Zürich. Schweiz 2011. 49 Min. + 15 Min. Bonusmaterial. Erhältlich bei Präsens-Film, Münchhaldenstr. 10, Postfach 119, 8034 Zürich. http://shop.praesens.com.

Sinn und Hoffnung finden im Umgang mit Demenzkranken. Lehrvideo von Marianne Pletscher mit Pauline Boss. Schweiz 2013. 25 Min. Erhältlich bei der Stiftung Sonnweid, Bachtelstr. 68, 8620 Wetzikon, info@stiftung-sonnweid.ch.

NZZ Format: Demenz: Verlorene Erinnerung. 1. Leben mit der Diagnose; 2. Pflege am Limit; 3. Explodieren die Kosten? Schweiz 2011. 214 Min. inkl. Bonusmaterial. Die DVD zu den drei Sendungen ist erhältlich bei NZZ Format: http://tvnzzshop.ch.

Hilfreiche Websites

www.ambiguousloss.com
www.akutgeriatrie.ch
www.alz.ch
www.alzheimer.ch
www.alzheimerforum.ch
www.mariannepletscher.ch
www.stiftung-sonnweid.ch
www.swissmemoryclinics.ch
www.deutsche-alzheimer.de
www.alzheimer-gesellschaft.at

Dank

Ich bin den Tausenden von Menschen, die ihre Geschichten mit mir geteilt haben, zutiefst dankbar. Von ihnen habe ich gelernt, wie man Resilienz auch in einer unklaren, widrigen Situation entwickeln kann. Vor allem danke ich den vielen Menschen, die demenzkranke Angehörige pflegen. Sie haben mich dazu inspiriert, dieses Buch zu schreiben.

- Danke an die Support Group des Wayne Caron Familiy Caregiving Center an der University of Minnesota und an Tim Harper, der mein erstes Exposé zu diesem Buch gelesen hat.
- Danke an meinen Agenten James Levine, der mir hilfreiche Tipps gegeben hat, damit das Buch auch für eine breitere Öffentlichkeit lesbar wurde.
- Danke an Alan Rinzler, Nana Twumasi und Marjorie McAneny von Jossey-Bass/Wiley, die so begeistert von diesem Buch waren, und für Nanas fachkundiges und geduldiges Lektorat. Mein Dank gilt auch Carol Hartland, Herstellung, und Michele Jones, Korrektorin.
- Danke an alle medizinischen Fachleute und an die privat Pflegenden, die frühere Versionen des Manuskripts gelesen und mir wertvolle Hinweise gegeben haben: Barbara Sidders, Dorothea Torstenson, Rebecca Sullivan, Ann Sheffels, Lorraine Beaulieu, Diane Papalia, Carey Sherman, Mona Fraki, Connie Steele, Carol Riggs, Elaine Morgan und Dudley Riggs. Danke auch an Kate Mulligan für ihr Feedback.
- Ich bedanke mich bei meiner langjährigen Assistentin Carol Mulligan, ohne die ich diese Arbeit nicht bewältigt hätte. Ihre technischen Fähigkeiten und ihre Liebe zum

Detail haben alle meine Bücher, und vor allem dieses hier, überhaupt erst möglich gemacht.
– Schließlich gilt mein Dank meinem lieben Mann, meinen Kindern und meinen Enkelkindern. Ihre unablässige Unterstützung und Liebe tragen mich durch die einsame Arbeit des Schreibens.

Die Stiftung Sonnweid

Die Non-Profit-Organisation »Alzheimer Europe« (www.alzheimer-europe.org) hat 2007 die europäische Union, die WHO, den Europarat und nationale Regierungen aufgerufen, »die Alzheimer Krankheit als eine der größten Herausforderungen des Gesundheitswesens anzuerkennen und europäische, internationale und nationale Aktionsprogramme auszuarbeiten«. Das Europaparlament verabschiedete im Januar 2011 eine Resolution zu einer »europäischen Initiative zur Alzheimer-Krankheit und zu anderen Demenzerkrankungen« und hat damit den Rat aufgefordert, »Demenz zu einer gesundheitspolitischen Priorität der EU zu erklären«. In der Schweiz wurde Ende 2013 »Die nationale Demenzstrategie 2014–2017« verabschiedet, die nun von den Kantonen umgesetzt werden muss.

Die Umsetzung der schweizerischen Demenzstrategie definiert in Ziel 2:

»Betroffene und nahestehende Bezugspersonen haben während des gesamten Krankheitsverlaufs niederschwelligen Zugang zu einer umfassenden Information sowie zu individueller und sachgerechter Beratung.«

Dazu kann das Buch von Pauline Boss einen wichtigen Beitrag leisten, da ihr die Stärkung der Angehörigen ein wichtiges Anliegen ist. Die Demenzforscherin hat sich während eines großen Teils ihres Lebens mit diesem Thema beschäftigt. Sie hat für pflegende und begleitende Angehörige Leitlinien entwickelt, die Stress abbauen können und Ansätze für ein eigenes, erfülltes Leben – neben den kranken Angehörigen – bringen sollen. Die Autorin ist mit ihrem Wissen, das sie im vorliegenden Buch weitergibt, ein Glücksfall für die Angehörigen und Freunde von demenzkranken Menschen, weshalb die »Stiftung Sonnweid« die Herausgabe des Buches auf Deutsch ermöglichte.

Wir hoffen, dass Sie beim Lesen des Buches umfassende Antworten auf offene Fragen und Ängste erhalten haben und Ihnen das Buch auch Ansätze zur Gestaltung des Lebens neben demenzkranken Menschen geben konnte.

Die »Stiftung Sonnweid« ist eine gemeinnützige Stiftung in der Schweiz, die 1998 gegründet wurde. Der Zweck der Stiftung besteht darin, die Bedingungen demenzkranker Menschen im stationären Bereich und derer Angehöriger zu verbessern. Die Stiftung hat folgende Ziele:

– Menschen mit Demenz die Möglichkeit bieten, in geeigneten Räumen der »Sonnweid das Heim« in Wetzikon bei Zürich leben zu können – unabhängig von ihrer finanziellen Situation.
– Förderung neuer Pflege- und Betreuungsmöglichkeiten.
– Schulung, Beratung und Information für an der Betreuung beteiligte Personen.
– Förderung der kulturellen Auseinandersetzung mit dem Thema Demenz.

Die Finanzierung der Stiftungstätigkeit erfolgt durch kleine Jahresbeiträge einer Gönnervereinigung und deren Mitglieder, Firmenspenden, Todesfallspenden, projektbezogene Spenden und Legate.

Detaillierte Informationen zur Stiftung und der Gönnermitgliedschaft finden Sie unter www.stiftung-sonnweid.ch.

Markus Grunder
Präsident des Stiftungsrates der Stiftung Sonnweid

Anmerkungen

Vorwort

1 P. Boss, ed., *Special Issue: Ambiguous Loss*, Family Relations 56, no. 2 (April 2007); S. Robins, *Ambiguous Loss in a Non-Western Context: Families of the Disappeared in Postconflict Nepal*, Family Relations 59, no. 3 (July 2010), 253–268.

Einleitung

1 Alzheimer's Association, *2011 Alzheimer's Disease Facts and Figures* (Chicago: Alzheimer's Association National Office, 2011), 12. S. L. E. Hebert, P. A. Scherr, J. L. Bienias, D. A. Bennett und D. A. Evans, *Alzheimer's Disease in the U.S. Population: Prevalence Estimates Using the 2000 Census*, Archives of Neurology 60 (2003), 1119–1122; Alzheimer's Association, *Early-Onset Dementia: A National Challenge, a Future Crisis* (Washington, DC: Alzheimer's Association, Juni 2006). Siehe auch unter www.alz.org.
2 Alzheimer's Association, *2011 Alzheimer's Disease Facts and Figures,* 14. S. L. E. Hebert, L. A. Beckett, P. A. Scherr und D. A. Evans, *Annual Incidence of Alzheimer's Disease in the United States Projected to the Years 2000 Through 2050*, Alzheimer's Disease and Associated Disorders 15 (2001), 169–173.
3 Ebd.
4 Alzheimer's Association, *2011 Alzheimer's Disease Facts and Figures,* 12. S. S. Seshadri, P. A. Wolf, A. Beiser, R. Au, K. McNulty, R. White und R. B. D'Agostino, *Lifetime Risk of Dementia and Alzheimer's Disease: The Impact of Mortality on Risk Estimates in the Framingham Study*, Neurology 49 (1997), 1498–1504; L. E. Hebert, P. A. Scherr, J. J. McCann, L. A. Beckett und D. A. Evans, *Is the Risk of Developing Alzhei-*

mer's Disease Greater for Women Than for Men?, American Journal of Epidemiology 153, Nr. 2 (2001), 132–136.

5 Alzheimer's Association, *2011 Alzheimer's Disease Facts and Figures,* 10.

6 Ebd., 27.

7 Ebd., 25. Siehe 2009 *National Alliance for Caregiving in the United States* (Bethesda, MD: National Alliance for Caregiving and Washington, DC: AARP, 2009); Daten wurden von Matthew Greenwald und Partner am 11. November 2009 für die Alzheimer's Association aufbereitet. Siehe auch MetLife Mature Market Institute, *The MetLife Study of Alzheimer's Disease: The Caregiving Experience* (New York: MetLife Mature Market, 2006).www.maturemarketinstitute.com.

8 Alzheimer's Association, 2*011 Alzheimer's Disease Facts and Figures,* 25. Siehe vor allem Abb. 6, *Ages of Alzheimer's and Other Dementia Caregivers, 2010.*

9 B. Almberg, M. Grafstrom und B. Winblad, *Caring for a Demented Elderly Person – Burden and Burnout Among Caregiving Relatives, Journal of Advanced Nursing 25*, Nr. 1 (1977), 109–116; S. H. Zarit, P. A. Todd und J. M. Zarit, *Subjective Burden of Husbands and Wives as Caregivers: A Longitudinal Study,* Gerontologist 26, Nr. 3 (1986): doi:10.1093/geront/26.3.260; R. F. Coen, C. A. O'Boyle, D. Coakley und B. A. Lawlor, *Individual Quality of Life Factors Distinguishing Low-Burden and High-Burden Caregivers of Dementia Patients, Dementia and Geriatric Cognitive Disorders 13,* Nr. 3 (2002), 164–170.

10 N. L. Mace und P. V. Rabins, *The 36-Hour-Day* (Baltimore, MD: John Hopkins University Press, 2006). Ursprünglich 1981 veröffentlicht.

11 Centers for Disease Control and Prevention, *Caregiving for Alzheimer's Disease or Other Dementia*, 16. November 2009, www.cdc.gov/aging/caregiving/alzheimer.htm.
12 Mayo Clinik, *Dementia: Causes*, 17. April 2009, www.mayoclinic.com/health/dementia/DS01131/DSECTION=causes.

1 Der uneindeutige Verlust bei Demenz

1 F. Scott Fitzgerald, »Der Knacks«. Aus dem Amerikanischen von Walter Schürenberg. Merve, Berlin 1984 (Engl. Erstausgabe: *The Crack-Up*, 1945).
2 Den Begriff *uneindeutiger Verlust* habe ich in den 1970er-Jahren geprägt; siehe dazu www.ambiguousloss.com. Zu den Büchern über Forschung und Anwendung des Begriffs s. P. Boss, »Abschied ohne Ende? Leben mit ungelöstem Leid«, C. H. Beck, München 2000, und P. Boss, »Verlust, Trauma und Resilienz: Die therapeutische Arbeit mit dem ›uneindeutigen‹ Verlust«, Klett-Cotta, Stuttgart 2008. Für neuere Forschungen über verschiedene Inhalte von uneindeutigem Verlust s. *Family Relations 56*, Nr. 2 (April 2007); vor allem R. Blieszner, K. A. Roberto, K. L. Wilcox, E. J. Barham und B. L. Winston, *Dimensions of Ambiguous Loss in Couples Coping with Mild Cognitive Impairment*, 196–209.
3 S. Roos, *Chronic Sorrow: A Living Loss* (New York: Brunner-Routledge, 2002).
4 C. Feigelson, *Personality Death, Object Loss, and the Uncanny*, International Journal of Psychoanalysis 74, Nr. 2 (1993), 331–345.
5 R. J. Waldinger und M. S. Schulz, *What's Love Got to Do with It? Social Functioning, Perceived Health, and Daily Happi-*

ness in Married Octogenarians, Psychology and Aging 25, Nr. 2 (Juni 2010), 422–431.

6   R. Schulz und S. Beach, *Caregiving as a Risk Factor for Mortality: The Caregiver Health Effects Study, Journal of the American Medical Association 282,* Nr. 3 (15. Dezember 1999), 2215–2219. Siehe auch R. Schulz und L.M. Martire, *Family Caregiving of Person with Dementia: Prevalence, Health Effects and Support Strategies, American Journal of Geriatric Psychiatry 12,* Nr. 3 (Mai–Juni 2004), 240–249.

2 Die Folgen von Verlust und Trauer

1   Peter Gay, Freud: »Eine Biographie für unsere Zeit« Fischer Taschenbuch Verlag, Frankfurt a. M. 2006 (Engl. Erstausgabe: *Freud: A Life for our Time,* 2006).

2   American Psychiatric Association, *Diagnostic and Statistical Manual of Mental Disorders,* 4., überarb. Aufl. (Washington, DC: American Psychiatric Association, 2000), 741.

3   *Duden Online,* Stichwort »Trauer«.

4   E. Lindemann, »Symptomatologie und Therapie bei akuter Trauer«. In: Ders, »Jenseits von Trauer: Beiträge zur Krisenbewältigung und Krankheitsvorbeugung« Verlag für Medizin. Psychologie im Verlag Vandenhoeck und Ruprecht, Göttingen 1985, 43–58.

5   M. de Vries, *Trauma in Cultural Perspective.* In: *Traumatic Stress, The Effects of Overwhelming Experience on Mind, Body, and Society,* hrsg. von B. A. van der Kolk, A. C. MacFarlane und L. Weisaeth (New York: Guilford Press, 2007), 404.

6   Elisabeth Kübler-Ross, »Interviews mit Sterbenden«, Kreuz Verlag, Stuttgart 1971.

7   Erst in ihrem zweiten Buch, *On Grief and Grieving* (New York: Scribner, 2005), das allerdings auf weniger Recher-

che beruhte, erklärte Kübler-Ross, dass ihre fünf Phasen des Trauerns, die sie für die Sterbenden entwickelt hatte, auch auf trauernde Angehörige zutreffen würden.

8   M. O'Rourke, *Good Grief, NewYorker,* 1. Februar 2010, 66.
9   Siehe E. Kübler-Ross, »Das Rad des Lebens« Droemer Knaur Verlag, München 2002. In ihren Lebenserinnerungen schreibt Kübler-Ross über dieses Chaos, ihre Verbitterung und ihren Trotz.
10 G. A. Bonanno, »Die andere Seite der Trauer«, Aisthesis, Bielefeld 2012.
11 D. S. Becvar, *In the Presence of Grief: Helping Family Members Resolve Death, Dying and Bereavement Issues* (New York: Guilford Press, 2001); G. A. Bonanno, »Die andere Seite derTrauer«; P. Boss, »Leben mit ungelöstem Leid«; P. Boss, »Verlust, Trauma und Resilienz«; P. Boss, *The Trauma and Complicated Grief of Ambiguous Loss, Pastoral Psychology 59,* Nr. 2 (2010), 137–145.
12 K. Doka, *Disenfranchised Grief: New Directions, Challenges and Strategies for Practice* (Champaign, IL: Research Press, 2002).

3 Stress, Bewältigung und Resilienz

1   Froma Walsh, »Verstärkung der Resilienz in Familien«, zweite Edition, 2006 (Engl. Ausgabe: *Strengthening Family Resilience,* Second Edition 2006).
2   R.T. Kasuyas., P. Polgar-Bailey und R. Takeuchi, *Caregiver Burden and Burnout: A Guide for Primary Care Physicians, Postgraduate Medicine 108,* Nr. 7 (Dezember 2000), 119–123; zitiert in: L. Etters, D. Goodall und B. E. Harrison, *Caregiver Burden Among Dementia Patient Caregivers: A Review of the Literature, Journal of the American Academy of Nurse Practitioners 20,* Nr. 8 (August 2008), 423–427.

3   A.A. Atienza, P.C. Henderson, S. Wilcox und A.C. King, *Gender Differences in Cardiovascular Response to Dementia Caregiving*, Gerontologist *41,* Nr. 4 (2001): doi:10.1093/geront/41.4.490; C. Donaldson und A. Burns, *Burden of Alzheimer's Disease: Helping the Patient and Caregiver*, Geriatric Psychiatry and Neurology *12,* Nr. 1 (April 1999): doi: 10.1177/089198879901200106. Beide zitiert in: N. R. Chumbler, J.W. Grimm, M. Cody und C. Beck, *Gender, Kinship and Caregiver Burden: The Case of Community-Dwelling Memory Impaired Seniors*, International Journal of Geriatric Psychiatry *18,* Nr. 8 (August 2003), 722–732.

4   B. J. Kramer und E. H. Thompson Jr., Hg. *Men as Caregivers* (Amherst, MA: Prometheus Books, 2005).

5   National Alliance for Caregiving and AARP, *Caregiving in the U.S.* (Bethesda, MD: National Alliance for Caregiving and Washington, DC: AARP, 2004); MetLife Mature Market Institute, *The MetLife Study of Sons at Work Balancing Employment and Eldercare* (New York: Metropolitan Life Insurance Company, 2003).

6   J. L. Yee und R. Schulz, *Gender Differences in Psychiatric Morbidity Among Family Caregivers: A Review and Analysis*, Gerontologist *40* (2000), 147–164; M. Navaie-Waliser, A. Spriggs und P.H. Feldman, *Informal Caregiving: Differential Experiences by Gender*, Medical Care *40* (2002), 1249–1259.

7   National Alliance for Caregiving and AARP, *Caregiving in the U.S.*; L. M. B. Alecxih, S. Zeruld und B. Olearczyk, *Characteristics of Caregivers Based on the Survey of Income and Program Participation* (Falls Church,VA: Lewin Group, 2001).

8   Family Caregiver Alliance, *Selected Caregiver Statistics,* 2005 aktualisiert, www.caregiver.org/caregiver/jsp/content_node.jsp?nodeid=439.

9   Was die Belastung der betreuenden Angehörigen angeht, fügen Etters und seine Kollegen hinzu, dass »selbstwirk-

sames Verhalten ebenfalls Coping-Strategien beeinflusst« d.h. Bewältigungs-Strategien. Etters et al., *Caregiver Burden*, 424.

10 Etters et al., *Caregiver Burden*.
11 C.W. Sherman und P. Boss, *Spousal Dementia Caregiving in the Context of Late-Life Remarriage*, Dementia: The International Journal of Social Research and Practice 6 (Mai 2007), 245–270.
12 G.T. Deimling, V. L. Smerglia und M. L. Schaefer, *The Impact of Family Environment and Decision-Making Satisfaction on Caregiver Depression: A Path Analytic Model*, Aging and Health 13 (2001): doi: 10.1177/089826430101300103. Mit Verweis in Etters et al., *Caregiver Burden*.
13 H. Lavretsky, *Stress and Depression in Informal Family Caregivers of Patients with Alzheimer's Disease*, Aging and Health 1, Nr. 1 (2005), 117–133.
14 P. Dilworth-Anderson, P.Y. Goodwin und S.W. Williams, *Can Culture Help Explain the Physical Health Effects of Caregiving over Time Among African American Caregivers?*, Journal of Gerontology: Social Sciences 59B, Nr. 3 (2004), 138–145; P. Dilworth-Anderson, G. Boswell und M. D. Cohen, *Spiritual and Religious Coping Values and Beliefs Among African American Caregivers: A Qualitative Study*, Applied Gerontology 26, Nr. 4 (2007), 355–369.
15 Etters et al., *Caregiver Burden*.
16 Ebd.; F. M. Torti, L. P. Gwyther, S. D. Reed, J.Y. Friedman und K.A. Schulman, *A Multinational Review of Recent Trends and Reports in Dementia Caregiver Burden*, Alzheimer's Disease and Associated Disorders 18, Nr. 2 (2004), 99–109.
17 Etters et al., *Caregiver Burden;* Torti et al., *A Multinational Review*.

18 P. Belluck, *In a Land of Aging, Children Counter Alzheimer's*, New York Times, 26. November 2010, A1, A12.
19 Glaubensgemeinschaften sollten eine noch größere Rolle bei der Förderung von Selbsthilfegruppen spielen. Es ist wichtig, dass es nicht nur Trauergruppen nach dem Tod gibt, sondern auch Gruppen für Menschen wie Ruth, die mit uneindeutigem Verlust leben müssen.

4 Der Mythos vom Abschließen

1 C. S. Lewis, »Über die Trauer«, 1961, 68 (Engl. Erstausgabe: *A Grief Observed*, 1961, 58).
2 C. L. Campbell und A. S. Demi, *Adult Children of Fathers Missing in Action (MIA)*, Family Relations 49 (2000), 267–276.
3 Antoine de Saint-Exupéry, »Der kleine Prinz«, Karl Rauch Verlag, Düsseldorf 1950 + 2012. Es ist eine Ironie des Schicksals, dass der Autor ein Jahr nach Erscheinen des Buchs ebenfalls als vermisst galt, nachdem sein Flugzeug über dem Mittelmeer verschwand. Das Leben ahmte die Kunst nach. Glauben Sie mir, »Der kleine Prinz« ist nicht nur eine Kindergeschichte. Wenn Sie jemanden lieben, der Demenz hat, werden Sie Trost darin finden.
4 A. de Saint-Exupéry, a.a.O., 83f.
5 Ebd., 87.
6 A. de Saint-Exupéry, diese Phrase kommt auf mehreren Seiten vor.
7 Ebd., 68.
8 F. Perls, »Gestalttherapie in Aktion«. Klett-Cotta, Stuttgart 2002. Während Perls mit Individuen arbeitete, arbeitete Kempler mit Familien. Wie Whitaker war Kempler nicht an Theorie interessiert, sondern half seinen Klienten lieber dabei, mehr Bewusstsein zu entwickeln, Verantwor-

tung für ihr Handeln zu übernehmen und ein Gefühl für Authentizität und Autonomie zu bekommen (Letzteres würde für betreuende Angehörige schwierig sein). S. W. Kempler, *Experiential Psychotherapy with Families* (New York: Brunner/Mazel, 1981). Außerdem hielt Kempler ebenso wie Whitaker die Familie für den Schlüssel für individuelle Reife: H. Goldenberg und I. Goldenberg, *Family Therapy: An Overview*, 7. Aufl. (Belmont, CA: Thomson Brooks/Cole, 2008). (Vielleicht hängt das von der individuellen Definition von Familie ab, was diese Pioniere noch nicht bedacht hatten. In meiner Co-Therapie mit Carl Whitaker konnte ich unmittelbar beobachten, dass er vor allem Beziehungen und Prozess betonte und nicht nur Familienstruktur.)

9   J. Cassidy, *Mind Games, New Yorker*, 18. September 2006, 30–37.

10   In der Fachliteratur meist als »kognitives coping« bezeichnet. A. P. Turnbull, J. M. Patterson, S. Behr, D. L. Murphy, J. G. Marquis und M. J. Blue-Banning (Hg.), *Cognitive Coping, Families and Disability* (Baltimore, MD: Brookes 1993); in diesem Band s. P. Boss, *Boundary Ambiguity: A Block to Cognitive Coping*, 257–270.

11   Perls, »Gestalttherapie in Aktion«.

12   Die ständige Traurigkeit von Angehörigen demenzkranker Erwachsener ist vergleichbar mit chronischem Kummer, einem Begriff, der traditionell verwendet wird, um die langfristigen Reaktionen von Eltern zu beschreiben, die ein behindertes Kind haben. S. S. Olshansky, *Chronic Sorrow: A Response to Having a Mentally Defective Child*, Social Casework 43 (1962), 190–193; und S. Roos, *Chronic Sorrow: A Living Loss* (New York: Brunner-Routledge, 2002).

13 Ausführlich wird das Trauern in unterschiedlichen Kulturen behandelt in: M. Goldrick, J. M. Schlesinger, E. Lee, P. M. Hines, J. Chan, R. Almeida, B. Petkov, N. G. Preto und S. Petry, *Mourning in Different Cultures*, in: *Living Beyond Loss: Death in the Family*, 2. Aufl., hrsg. von F. Walsh und M. McGoldrick (New York: Norton, 2004), 119–160.

14 S. Minuchin, *Families and Family Therapy* (Cambridge, MA: Harvard University Press, 1974).

15 D. S. Becvar, *In the Presence of Grief: Helping Family Members Resolve Death, Dying and Bereavement Issues* (New York: Guilford Press, 2001); G. A. Bonanno, »Die andere Seite der Trauer«, Bielefeld 2012; F. Walsh und M. McGoldrick (Hg.), *Living Beyond Loss: Death in the Family*, 2. Aufl. (New York: Norton, 2004).

5 Die Wahlfamilie

1 William Isaac Thomas, *The Child in America. Behavior problems and programs*, 1928, 572; Übersetzung aus dem Amerikanischen: Theda Krohm-Linke.

2 E. Berscheid, *The Human's Greatest Strength: Other Humans*, in: *A Psychology of Human Strengths*, hrsg. von L. G. Aspinwall und U. M. Staudinger (Washington DC: American Psychological Association, 2003), 42. Siehe auch E. Berscheid und H. T. Reis, *Attraction and Close Relationships*, in: *The Handbook of Social Psychology*, 4. Aufl., hrsg. von D. T. Gilbert, S. T. Fiske und G. Lindzey (New York: McGraw-Hill, 1998) 2: 193–281.

3 Berscheid, *Human's Greatest Strength*; Berscheid und Reis, *Attraction and Close Relationships*.

4 Eine Wahlfamilie ist tatsächlich eine »mentale Repräsentation der Familie, die zusätzlich zu der Familie existieren kann, in der man tatsächlich lebt«. D. Becvar, Rezension

von P. Boss, *Loss, Trauma and Resilience* in: *Journal of Marital and Family Therapy 32,* Nr. 4 (Oktober 2006), 531.

5   Berscheid, *Human's Greatest Strength*; M. E. P. Seligman, »Der Glücksfaktor. Warum Optimisten länger leben«. Bergisch Gladbach 2005.

6   Berscheid, *Humans Greatest Strength*, 41; H. T. Reis, W. A. Collins und E. Berscheid, *The Relationship Context of Human Behavior and Development, Psychological Bulletin 126* (2000), 844–872.

7   Die ganze Geschichte finden Sie in Boss, »Verlust, Trauma und Resilienz«, 41. 1999 berichtete ich über die Briefe, die mein Vater und seine Mutter sich über die Jahrzehnte geschrieben hatten. Obwohl sie so weit voneinander entfernt lebten, waren sie trotzdem noch miteinander verbunden. Ich schrieb über sie auch in einer Fachzeitschrift: P. Boss, *The Experience of Immigration for the Mother Left Behind: The Use of Qualitative Feminist Strategies to Analyze Letters from My Swiss Grandmother to My Father, Marriage & Family Review 19,* Nr. 3–4, 1993, 365–378. Auf Deutsch schrieb auch meine Schweizer Großmutter, Sophie Salzmann Grossenbacher, über ihre Sehnsucht nach den weit entfernten Lieben. Nach der Lektüre ihrer Briefe verstand ich, dass wir ihre Wahlfamilie geworden waren, so wie sie die meines Vaters gewesen war. Siehe P. Boss, »Leben mit ungelöstem Leid«.

8   F. Russo, *They're Your Parents, Too!* (New York: Bantam, 2010).

9   Pablo Picasso. »Die Tragödie«. 1903. Öl auf Holz. Chester Dale Collection, National Gallery of Art, Washington, DC.

10 Berscheid, *Human's Greatest Strength*, 41; Reis, Collins und Berscheid, *Relationship Context of Human Behaviour and Development*.

11 K. Armstrong, *The Spiral Staircase* (New York: Knopf, 2004), 272.
12 Ebd., 298.
13 N. L. Paul, *The Use of Empathy in the Resolution of Grief*, Perspectives in Biology and Medicine 11 (1967), 153–169.
14 M. McGoldrick, R. Gerson und S. Petry, »Genogramme in der Familienberatung«, Huber, Bern 2008.

6 Familienrituale, Feiern und Zusammenkünfte

1 Evan Imber Black, *Rituals and the Healing Process*, in: Living Beyond, 2004, 340.
2 S. J. Wolin und L. A. Bennett, *Familiy Rituals*, Family Process 23, Nr. 3 (1984), 401–420.
3 B. H. Fiese, *Dimensions of Family Rituals Across Two Generations: Relation to Adolescent Identity*, Family Process 31 (1992), 151–162.
4 B.H. Fiese und C.A. Kline, *Development of the Family Ritual Questionnaire: Initial Reliability and Validation Studies*, Journal of Family Psychology 6, Nr. 3 (1993), 290–299.
5 J. H. S. Bossard und E. S. Boll, *Ritual in Family Living: A Contemporary Study* (Philadelphia: University of Pennsylvania Press, 1950); L. A. Bennett, S. J. Wolin und K. J. McAvity, *Family Identity, Ritual and Myth: A Cultural Perspective on Life Cycle Transitions*, in: Family Transitions, hrsg. von C. Falicov (New York: Guilford Press, 1988), 211–234; E. Imber-Black und J. Roberts, »Vertrauen und Geborgenheit«, Econ Verlag, Düsseldorf 1993.
6 B. H. Fiese, K. A. Hooker, L. Kotary und J. Schwagler, *Family Rituals in the Early Stages of Parenthood*, Journal of Marriage and Family 55 (August 1993), 634.
7 S. Dickstein, *Family Routines and Rituals – The Importance of Family Functioning: Comment on a Special Section*, Journal

of Family Psychology 16 (2002), 441–444; S. R. Friedman und C. S. Weissbrod, *Attitudes toward the Continuation of Family Rituals Among Emerging Adults*, Sex Roles 50, Nr. 3–4 (2004), 277–284.
8 M. McGoldrick, J. M. Schlesinger, E. Lee, P. M. Hines, J. Chan, R. Almeida, B. Petkov, N. C. Petro und S. Petry, *Mourning in Different Cultures*, in: *Living Beyond Loss*, hrsg. von F. Walsh und M. McGoldrick (New York: Norton, 2004), 119–160.
9 J. Roberts, *Setting the Frame: Definition, Functions and Typology of Rituals*, in: »Rituale in Familien und Familientherapie«, hrsg. von E. Imber-Black, J. Roberts und R. A. Whiting, Carl-Auer-Systeme, Heidelberg 2006.
10 E. Imber-Black, *Rituals and the Healing Process*, in: *Living Beyond Loss*, hrsg. von F. Walsh und M. McGoldrick (New York: Norton, 2004), 340–357.
11 Ebd.
12 Rituale dienen auch dazu festzulegen, wer zu Ihrer Familie gehört oder außerhalb steht (Grenzen) und wer was tut (Rollen). Der Soziologe Erving Goffman weist darauf hin, dass Rituale diese Rollen und Grenzen klarmachen und festsetzen und so die Familie stabilisieren. Was zu tun ist, wo man sitzt, wie man sich benimmt, wann man redet – alles ist festgelegt in Ritualen um Geburt und Tod, Ehe und Scheidung und Übergangszeremonien ins Erwachsenenleben. S. E. Goffman, *Interaction Ritual* (New York: Pantheon, 1967).
13 Imber Black, *Rituals and the Healing Process*.
14 I. Böszörményi-Nagy und G. Spark, *Invisible Loyalties* (New York: Harper and Row, 1973), 75.
15 Imber-Black, *Rituals and the Healing Process*.
16 R. A. Whiting, *Guidelines to Designing Therapeutic Rituals*, in: »Rituale in Familien und Familientherapie«, hrsg.

17 C. Geertz, *The Interpretation of Cultures* (New York: Basic, 1973), zit. in: M.V. de Vries, *Trauma in Cultural Perspective*, in: *Traumatic Stress*, hrsg. von B. van der Kolk, A. C. MacFarlane und L. Weisaeth (New York: Guilford Press, 2007), 398–413.

18 Geertz, *The Interpretation of Cultures*, zit. in: de Vries, *Trauma in Cultural Perspective*, 402.

19 J.M. Beaton, J. E. Norris und M. W. Pratt, *Unresolved Issues in Adult Children's Marital Relationships Involving Intergenerational Problems, Family Relations 32*, Nr. 2 (2003), 143–153.

20 F. Russo, *They're Your Parents, Too!* (New York: Bantam, 2010).

21 Wolin and Bennett, *Family Rituals*; Fiese and Kline, *Development of the Family Ritual Questionnaire*.

7 Sieben Richtlinien für die Reise

1 Rainer Maria Rilke, »Briefe an einen jungen Dichter«, 1903–1908.

2 A. B. Cohen, *Many Forms of Culture, American Psychologist 64,* Nr. 3 (April 2009), 194–204.

3 H. Lavretsky, *Stress and Depression in Informal Family Caregivers of Patients with Alzheimer's Disease, Aging Health 1,* Nr. 1 (August 2005), 117–133.

4 Daher betrachten wir mittlerweile Pflege aus der Perspektive des Stress-Prozesses. S. Lavretsky, *Stress and Depression*.

5 Lavretsky, *Stress and Depression*; s. auch W. Caron, P. Boss und J. Mortimer, *Family Boundary Ambiguity Predicts Alzheimer's Outcomes, Psychiatry: Interpersonal & Biological Processes 62,* Nr. 4 (1999), 347–356.

von E. Imber-Black, J. Roberts und R. A. Whiting, Carl-Auer-Systeme, Heidelberg 2006.

6 C. Buckley, *Losing Mum and Pup* (New York: Grand Central Publishing, 2009), 91; s. auch C. Goldman, *The Gifts of Caregiving* (Minneapolis, MN: Fairview Press in Kooperation mit dem Center for Spirituality and Healing, University of Minnesota, 2002).
7 G. A. Bonanno, »Die andere Seite der Trauer«, a. a. O.
8 H. Kushner, »Wenn guten Menschen Böses widerfährt«. Gütersloher Verlagshaus, Gütersloh 1986.
9 Diese Version des Gelassenheitsgebets stammt von E. Sifton, *The Serenity Prayer: Faith and Politics in Times of Peace and War* (New York: Norton, 2003), 7.
10 P. Boss, »Verlust, Trauma und Resilienz«, a.a.O.
11 Ich benutze den Begriff *Bindung* in einem allgemeinen Sinn. S. J. Bowlby, *Attachment and Loss, Vol. 3, Loss: Sadness and Depression* (New York: Basic Books, 1980).
12 T. Bowman, *Finding Hope When Dreams Have Shattered* (St. Paul, MN: Bowman, 2001).
13 B. Pym, »Vortreffliche Frauen«, Piper Verlag, München 1998.
14 Lavretsky, *Stress and Depression.*

8 »Köstliche« Uneindeutigkeit

1 Emily Dickinson, »Die Hoffnung ist das Federding«, (Engl.: *Hope Is the Thing with Feathers*, 1861).
2 Der Begriff *köstliche Ambiguität* wurde von der Therapeutin Joanna Bull vom Wellness Center Santa Monica in Kalifornien geprägt. S. G. Radner, *It's Always Something* (New York: Simon & Schuster, 1989), 195.
3 G. Radner, *It's Always Something*, 268.
4 K. Tippett, Gastgeber und Produzent, *Alzheimer's, Memory and Being, On Being*, American Public Media, 22. April

2010. Transkript erhältlich über http://being.publicradio.org/programs/2010/alzheimers/transcript.shtml.
5 B. Howard, *The Secrets of Resilient People*, AARP, November–Dezember 2009, 32, 34–35.
6 L. S. Brady, *No Tethering, and It's All Good*, New York Times, 26. September 2010, 17.
7 AARP, *How Resilient Are You?*, AARP, November–Dezember 2009, 34. Übernommen von A. Seibert, *The Resiliency Advantage* (San Francisco: Berrett-Koehler, 2005).
8 C. Connolly, *Leaving, All This And More: New and Selected Poems* (Minneapolis, MN: Nodin, 2009), 40. S. auch C. Connolly, *Payments Due* (St. Paul, MN: Midwest Villages & Voices, 1995).
9 P. Hampl, *The Florist's Daughter* (Orlando, FL: Harcourt, 2007), 213–214.
10 Ebd., 211.
11 C. Stangl, *Third Play Guide* (Minneapolis, MN: Guthrie Theater, 16. Februar–30. März 2008).
12 J. P. Shanley, *Preface, Doubt: A Parable* (New York: Dramatists Play Service, 2005), IX–X.
13 In meinen anderen Büchern habe ich ausführlich über Spiritualität im Hinblick auf uneindeutigen Verlust geschrieben und warum manche Menschen Uneindeutigkeit besser ertragen als andere. Siehe P. Boss, »Verlust, Trauma und Resilienz«. Persönlichkeit und Umfeld spielen natürlich eine Rolle, aber Sie können lernen, Ihre Toleranz für Ambiguität zu erhöhen. Das Ziel ist es, komplexe Situationen zu managen, die anscheinend keine Lösung haben. Menschen mit spiritueller Weltsicht sind dazu besser in der Lage, weil sie das Leben so nehmen, wie es kommt. Amerikanische Ureinwohner sagen dazu »in Einklang mit der Natur«. Siehe auch P. Boss, »Leben mit ungelöstem Leid«.

14 M. S. Lane und K. Klenke, *The Ambiguity Tolerance Interface: A Modified Social Cognitive Model for Leading Under Uncertainty*, Journal of Leadership & Organizational Studies 10 (Winter 2004): doi:10.1177/107179190401000306.
15 J. D. Wigod, *Negative Capability and Wise Passiveness*, PMLA 67 (Juni 1952), 383–390.
16 M. H. Forman (Hg.), *The Letters of John Keats*, 2. Aufl. (New York: Oxford University Press, 1935), 72.
17 I. D. Yalom, »In die Sonne schauen: Wie man die Angst vor dem Tod überwindet«. Btb, München 2010.
18 Ebd., 12.
19 Ebd., 205.
20 Søren Kierkegaard wird posthum als der Vater des Existenzialismus betrachtet. S. G. Marino, *Søren Kierkegaard*, in: *Basic Writings of Existentialism* (New York: Modern Library, 2004), 7–106.

9 Die »genügend gute« Beziehung

1 Florida Scott-Maxwell, *The Measure Of My Days*, 1979, 9; Übersetzung aus dem Amerikanischen: Theda Krohm-Linke.
2 P. Mishra, *An End to Suffering* (New York Picador, 2004).
3 Die meisten frühen Familientherapeuten stimmten mit Murray Bowen überein, nicht mit Whitaker. Bowen schrieb über ein »solides Selbst«, das sich nicht verschmelzen ließ. Aber er und die anderen Theoretiker der damaligen Zeit (Salvador Minuchin, David Olson, Douglas Sprenkle und Candyce Russell) berücksichtigten nicht die zwangsläufig enge Bindung und die ungleichgewichtigen Rollen, wenn bei älteren Paaren Demenz und Betreuung ins Spiel kamen. In solchen Fällen kann auch der emotional gesunde Partner ein klares, solides Selbst

nur schwer aufrechterhalten. S. M. Bowen, *Family Therapy in Clinical Practice* (New York: Aronson, 1978); S. Minuchin, *Families and Family Therapy* (Cambridge, MA: Harvard University Press, 1974); und D. H. Olson, D. H. Sprenkle und C. Russell, *Circumplex Model of Marital and Family Systems: I. Cohesion and Adaptility Dimensions, Family Types and Clinical Applications, Family Process 18*, Nr. 1 (April 1979); 3–28.

4   N. Noddings, *Caring: A Feminine Approach to Ethics and Moral Education* (Berkeley: University of California Press, 1984); A. Maslow, *A Theory of Motivation, Psychological Review 50*, Nr. 4 (1943), 370–396.

5   Noddings, *Caring,* 17f.

6   P. Boss und L. Kaplan, *Ambiguous Loss and Ambivalence When a Parent Has Dementia*, in: *Intergenerational Ambivalences: New Perspectives on Parent-Child-Relations in Later Life*, hrsg. von K. Pillemer und K. Lüscher (Oxford: Elsevier, 2004), 207–224.

7   C. W. Sherman und P. Boss, *Spousal Dementia Caregiving in the Context of Late-Life Remarriage, Dementia: The International Journal of Social Research and Practice 6* (May 2007), 245–270.

Schlussfolgerung

1   C. Goldman, *The Gifts of Caregiving* (Minneapolis, MN: Fairview Press in cooperation with the Center for Spirituality and Healing, University of Minnesota, 2002), 17.

2   E. Berscheid, *The Humans Greatest Strength: Other Humans*, a.a.O. Siehe auch E. Berscheid und H. T. Reis, *Attraction and Close Relationships*, a.a.O., 193–281.

Über die Zusammenarbeit mit professionellen Fachkräften

1 P. Boss, »Verlust, Trauma und Resilienz«, Stuttgart 2008.
2 Siehe R. J. Green und P. D. Werner, *Intrusiveness and Closeness-Caregiving: Rethinking the Concept of Family Enmeshment, Family Process 35* (1996), 115–136.
3 V. Goldner, *Feminism and Family Therapy, Family Process 24*, Nr. 1 (1985), 31–47.
4 Salvador Minuchin, einer der Pioniere der Familientherapie, nennt es »Verstrickung«. Er hat dafür die folgenden Indikatoren von Dysfunktion angeführt: »Interdependenz von Beziehungen, Übertreten persönlicher Grenzen, schlecht differenzierte Wahrnehmung von sich selbst und anderen Familienmitgliedern und wenig ausgeprägte familiäre Subsystem-Grenzen«, 1033. In: S. Minuchin, L. Baker, B. L. Rosman, R. Liebman, L. Milman und T. C. Todd, *A Conceptual Model of Psychosomatic Illness in Children, Archives of General Psychiatry 32*, Nr. 8 (1975), 1031–1038. Siehe auch S. Minuchin, *Families and Family Therapy* (Cambridge, MA: Harvard University Press, 1974).
5 N. L. Mace und P. V. Rabins, *The 36-Hour-Day*, (Baltimore, MD: John Hopkins University Press, 2006).
6 American Psychiatric Association, *Diagnostic and Statistical Manual of Mental Disorders,* 4., überarb. Aufl. (Washington, DC: American Psychiatric Association, 2000), 679–683, 736f.

Biografien

Autorin

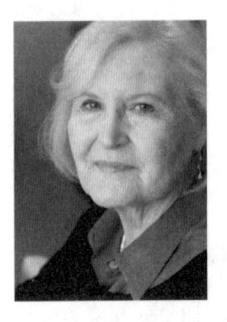

Prof. emer. Dr. Pauline Boss-Grossenbacher ist Psychotherapeutin, emeritierte Professorin der University of Minnesota und war Gastprofessorin an der Harvard Medical School sowie anderen Hochschulen. Internationales Renommee erlangte sie mit ihren Forschungsarbeiten zum Thema Stressreduktion für Familien; zudem hat die US-Amerikanerin mit Schweizer Wurzeln den Begriff des »ambiguous loss« (uneindeutiger, unklarer Verlust) geprägt. Auf Deutsch sind von Pauline Boss außerdem »Verlust, Trauma und Resilienz. Die therapeutische Arbeit mit dem ›uneindeutigen Verlust‹« (Stuttgart 2008) und »Leben mit ungelöstem Leid. Ein psychologischer Ratgeber« (München 2000) erhältlich.

Herausgeberin

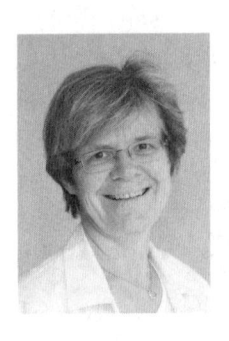

Dr. med. Irene Bopp-Kistler ist Geriaterin und leitende Ärztin an der Memory-Klinik des Zürcher Waidspitals. Im Zentrum ihrer Arbeit stehen die ganzheitliche Abklärung und Beratung der Betroffenen, sie stellt nebst den Demenzkranken die Angehörigen stark in den Mittelpunkt des therapeutischen Settings. Seit vielen Jahren engagiert sie sich in den Medien für eine Enttabuisierung der Demenzerkrankung. Irene Bopp-Kistler ist Mitglied in zahlreichen Gremien, die sich mit Demenz beschäftigen, unter anderem war sie an der Ausarbeitung der nationalen Demenzstrategie der Schweiz beteiligt.

Herausgeberin

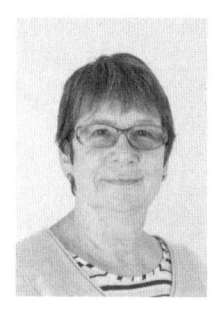

Marianne Pletscher ist Dokumentarfilmerin und Buchautorin, spezialisiert auf soziale Themen, insbesondere aus dem Gesundheits- und Pflegebereich. Im Zentrum ihrer Arbeiten steht immer der Mensch, und sie versucht, auch in schwierigen Situationen Hoffnung zu vermitteln. Zum Thema Demenz hat sie zwei Dokumentarfilme (»Glück im Vergessen?«, »Behütet ins gemeinsame Boot«) und ein Schulungsvideo (»Sinn und Hoffnung finden im Umgang mit Demenzkranken«, mit Pauline Boss) gedreht, alle in Zusammenarbeit mit Irene Bopp-Kistler.

Weitere Bücher aus dem Verlagsprogramm

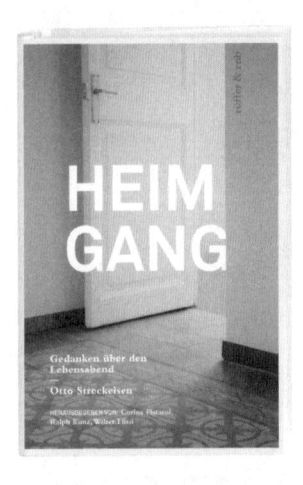

Otto Streckeisen

**Corina Fistarol,
Walter Lüssi,
Ralph Kunz (Hg.)**

Heimgang
*Gedanken über den
Lebensabend*

208 Seiten | Hardcover
ISBN 978-3-907625-88-0
Erscheint am 27. April 2015

»Heimgang« enthält die Kolumnen des 2013 verstorbenen Pfarrer Otto Streckeisen, die drei Jahre lang in der »Reformierten Presse« als Serie erschienen sind. Er berichtet über seinen Alltag im Altersheim in einer Weise, die viele Leserinnen und Leser beeindruckt hat. Die Kolumnen zeugen von einer außerordentlich scharfen Beobachtungsgabe und einer beeindruckenden Fähigkeit zur Selbstreflexion, verbunden mit einer Warmherzigkeit und Philanthropie, die tief berühren. Sie laden dazu ein, sich Gedanken zum hohen Alter zu machen.

Die Texte von Otto Streckeisen werden durch Beiträge von Fachpersonen umrahmt, die auf ganz unterschiedliche Weise darauf reagieren: aus professioneller Sicht, philosophisch, theologisch oder poetisch.

Mit Beiträgen von
Brigitte Boothe, Corina Fistarol, Judith Giovanelli-Blocher, Christoph Held, François Höpflinger, Samuel Kaiser, Werner Kramer, Ralph Kunz, Roland Kunz, Katharina Ley, Walter Lüssi, Pasqualina Perrig-Chiello, Heinz Rüegger, Gunda Schneider-Flume, Harm-Peer Zimmermann, Eva Zeltner.

Otto Streckeisen aus dem Altersheim, 14. Mai 2010

Ob es mir nicht oft langweilig sei, hat mich letzthin ein Besucher gefragt. Ja, das habe ich früher oft gehört und teilweise sogar geglaubt: dass es im Altersheim langweilig sei. Dass das Gleiche sich täglich wiederhole und jedes neue Erlebnis fehle. Ich muss sagen: Das entspricht nicht meinem bisherigen Empfinden. Im Gegenteil: Ich stosse täglich auf Erfahrungen, die ich in meinem bisherigen Leben noch nie gemacht habe. Freilich auch auf solche, die mich verunsichern oder ängstigen. Woran denke ich?

Ich denke jetzt an Begegnungen mit Bewohnern, die an Demenzerkrankung leiden. Während ich bis vor wenigen Monaten kaum solche Menschen kannte, treffe ich sie heute als täglich sich wiederholende Herausforderung. Von diesen Erfahrungen muss ich unbedingt reden, wenn ich über meine heutige Befindlichkeit sprechen will. Warum ist das so wichtig für mich? Deshalb, weil mich diese Begegnungen jedes Mal in eine ethische Unsicherheit stürzen, die ich sonst nicht so an mir kenne. Da erlebe ich immer wieder eine fremde Welt, der gegenüber meine bewährten Verhaltensnormen versagen. Denn wie soll ich mich einem Menschen zuwenden, in den ich mich in keiner Weise einfühlen kann und wo jede Möglichkeit des Verstehens fehlt?

Vielleicht müsste ich mich von meinen angelernten Kommunikationsvorstellungen etwas lösen. Denn vielleicht verbirgt mir der Autonomieverlust, der mich an diesen Menschen so verunsichert, ihr eigentliches Wesen. Wer weiss, vielleicht sind mir diese Menschen auf ihrem spirituellen Entwicklungsweg weit voraus. Liegt hier wohl ein Zugangsweg, der jenseits der bekannten Kommunikation verläuft?

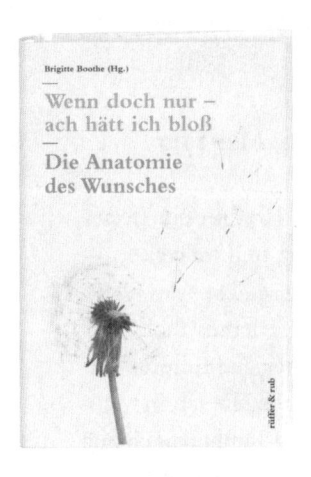

Brigitte Boothe (Hg.)

**Wenn doch nur –
ach hätt ich bloß**

Die Anatomie des Wunsches

524 Seiten | Hardcover
ISBN 978-3-907625-63-7

Allgegenwärtig ist der Wunsch. Denn Wunschäusserungen und wunscherfüllende Vorstellungen verändern die Welt nicht, dienen aber der Lebensqualität und verbessern das Befinden. Wer Frustration, Verzicht und Misere erträgt, wer Geduld hat und warten kann, ist besser dran.

»Wenn doch nur – ach hätt ich bloß« enthält Beiträge zu Wunsch und Identität, Wunsch und Moral, Wunsch und Werbung wie auch die philosophische Erörterung des Wunsches. Die Psychoanalyse des Wünschens und Wartens, die Psychoanalyse der bösen Wünsche oder die Geschichte psychoanalytischer Wunschtheorien kommen ebenso zur Darstellung wie die neusten Befunde aus dem Feld der Placeboforschung und der Psychologie von Motivation und Volition.

Mit Beiträgen von
Rüdiger Bittner, Brigitte Boothe, Reinhard Fatke, Eckhard Frick, Andreas Frei, Marie-Luise Hermann, Georg Kohler, Franziska Lamott, Gertrud Nunner-Winkler, Georg Schönbächler, Mark Solms, Hubert Speidel, Ulrich Stadler, Dragica Stojkovic, Jürgen Straub, Peter von Matt, Marc Walter und Kristin Wardetzky.

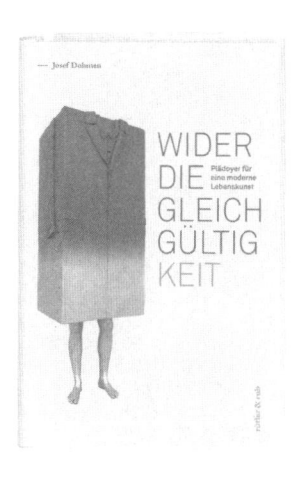

Josef Dohmen

Wider die Gleichgültigkeit

Plädoyer für eine moderne Lebenskunst

ca. 300 Seiten | Hardcover
ISBN 978-3-907625-72-9

»Dohmen schreibt hervorragend, und seine Beweisführung ist sehr stringent. Mit Dohmen zu philosophieren macht großen Spaß – und das Buch wird einem zum Freund.« DE HUMANIST, NL

Die philosophische Lebenskunst widmet sich in erster Linie der Selbstfürsorge. Sie will der persönlichen Erfahrung eine Art Einheit bieten, um den Zusammenhang im eigenen Leben zu wahren. In unserer technologischen, vom freien Markt dominierten Zivilisation haben wir uns von einer solchen Kultur, wie sie in der Antike gelebt wurde, weit entfernt.

Anhand von Themen wie Authentizität, Glück, Genuss, Haltung, Freundschaft, Alter, Zeit oder Selbsterkenntnis gibt der Philosoph Josef Dohmen eine Richtschnur, wie ein moderner Mensch ein gutes Leben im Sinne der Lebenskunst führen kann – wider die Gleichgültigkeit.